DAS SCHMERZPROBLEM UND SEINE FORENSISCHE BEDEUTUNG

VON

DR. JUR. ET MED. RUDOLF MICHEL
PRIVATDOZENT FÜR GERICHTLICHE MEDIZIN
AN DER UNIVERSITÄT GRAZ

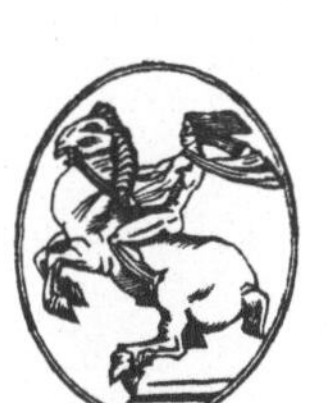

WIEN
VERLAG VON JULIUS SPRINGER
1926

ISBN-13:978-3-7091-9684-7 e-ISBN-13:978-3-7091-9931-2
DOI: 10.1007/978-3-7091-9931-2

Inhaltsverzeichnis

Inhaltsverzeichnis

Seite

Einleitung

Physiologie und Psychologie haben sich mit dem Schmerzproblem seit jeher eingehend beschäftigt und gerade in den letzten Jahren ist dieser Frage erhöhte Bedeutung zugemessen worden. Nicht minder groß ist das Interesse, das die Pathologie in allen medizinischen Zweiggebieten der Schmerzfrage widmet, deren überragende Bedeutung allseitig anerkannt wird. Die Erkenntnis ist allgemein, daß die objektiv nachweisbaren Symptome in vielen Fällen nicht ausreichen, um ein Krankheitsbild richtig zu deuten; die subjektiven Beschwerden des Kranken müssen bei der Diagnose mitherangezogen werden, wenn auch darüber volle Klarheit besteht, daß deren kritische und einwandfreie Verwertung oft auf die größten Schwierigkeiten stößt. Unter den subjektiven Symptomen nehmen die erste Stelle die Schmerzen ein; diese sind aber infolge der verschiedenen individuellen Dispositionen der Menschen in dieser Hinsicht sowie infolge der mannigfachen Ursachen und anatomischen Grundlagen so vielgestaltig, daß schon auf klinischem Gebiete dem Arzte bei der Beurteilung eine schwere Aufgabe erwächst. Schwieriger ist es oft noch für den Gerichtsarzt, von dem ein möglichst klares und eindeutiges Urteil verlangt wird, zu einem einwandfreien Ergebnisse zu gelangen, wenn die Prämissen, aus denen er seinen Schluß ziehen soll, ganz oder wenigstens zum größten Teile gegründet sind auf subjektive Beschwerden und vor allem auf die vom zu Untersuchenden geäußerten Schmerzen. Über diesen so wichtigen Gegenstand enthält unsere sonst so reichhaltige gerichtsärztliche Literatur eine einzige Arbeit, die im Jahre 1856 in Friedreichs Blättern für gerichtliche Anthropologie von einem ungenannten Autor unter der Aufschrift: „Über die forensische Bedeutung des Schmerzens“ veröffentlicht wurde; doch auch diese Arbeit behandelt auf wenigen Seiten nur einige ausgewählte Fragen, und zwar das Verhältnis zwischen Grad der Schmerzen und Größe und Gefahr der Verletzung, Schmerzensgeld, Simulation von Schmerzen, Geisteskrankheit und Schmerz und Selbstmord und Schmerz. Das Gebiet, das sich bei der Bearbeitung der Frage der gerichtsärztlichen Beurteilung der Schmerzen eröffnet, ist ein unendlich weites, es scheinen keine Grenzen gegeben. Wenn ich mich an diese große und schwierige Aufgabe heranwage, so kann ich zu meiner Beglaubigung hervorheben, daß ich auf eine dreißigjährige ärztliche Erfahrung zurückblicke; meine Tätigkeit ist mehr als zwanzig Jahre eine spitalsärztliche gewesen, und zwar in den Fachgebieten der Psychiatrie und Neurologie; in einer zweieinhalbjährigen Frontdienstleistung habe ich viele Tausende Verletzter auf den Verbandplätzen unter meiner Hand gehabt und nach dem Kriege war ich drei Jahre Leiter einer größeren Nervenabteilung, in welcher Eigenschaft ich tausende Kriegsbeschädigter zu begutachten hatte. Auf Grund dieser ärztlichen Vergangenheit glaube ich eine ziemliche Erfahrung für mich in Anspruch nehmen zu können, wie ich auch über ein großes Material eigener Beobachtungen und Begutachtungen verfüge. Herr Universitätsprofessor Dr. Fritz Reuter hat mir das große und überaus reichhaltige Material, das er in seiner jahrelangen Eigenschaft als Gerichtsarzt in Wien sowohl auf zivilrechtlichem als auch auf strafrechtlichem Gebiete sowie bei der Unfallsbegutachtung zu bearbeiten Gelegenheit hatte, in entgegenkommendster Weise zur Verfügung gestellt, wofür ich ihm an dieser Stelle meinen ergebensten und tiefsten Dank ausspreche; ich bin ihm auch sonst für die mannigfache Förderung dieser Arbeit zu größtem Dank verpflichtet.

Ich bin mir dessen wohl bewußt, daß das gewählte Thema unerschöpflich ist, die Bearbeitung desselben geht von der Absicht aus, die in dieser Hinsicht für den Gerichtsarzt am häufigsten auftauchenden Fragen zu behandeln, ohne vom Anfange an Anspruch auf Lückenlosigkeit erheben zu können. Der Beweggrund, der mich veranlaßte, an diese schwere und umfangreiche Aufgabe heranzutreten, ist die volle Überzeugung von der großen Wichtigkeit der Frage, die immer mehr in Erscheinung treten muß, je mehr dem Zuge der Zeit folgend die Zahl der ärztlichen Unfallsbegutachtungen und der gerichtlichen Schadenersatzansprüche wächst. Die Frage spielt heute schon vor dem Strafgerichte oft eine beträchtliche Rolle, noch größer ist diese vor den Zivilgerichten und den Unfallschiedsgerichten. Die Nachkriegszeit hat sehr viele Ärzte vor die Notwendigkeit gestellt, bei Rentenansprüchen Kriegsbeschädigter ihr Gutachten abzugeben und gerade da kommt nach meiner reichen Erfahrung der Beurteilung der angegebenen Schmerzen eine große Bedeutung zu; wir dürfen uns keiner Täuschung darüber hingeben, daß ein Teil der zu diesen Invalidenbegutachtungen berufenen Ärzte in der Unfallsmedizin nicht entsprechend vorgebildet war und daß daraus viel Nachteil entstanden ist. Ich habe manches Fehlurteil gesehen und besonders davon mich überzeugen können, daß von vielen Ärzten die Echtheit der Schmerzen, deren Art und Grad sowie Einfluß auf die Erwerbsfähigkeit nicht richtig beurteilt wurde. Diese Erkenntnis war für mich mitbestimmend dafür, der gerichtsärztlichen Beurteilung der Schmerzen mein besonderes Augenmerk zuzuwenden.

I. Physiologie und Psychologie des Schmerzes

Über das Wesen des Schmerzes, seine psychologische Deutung, über das Vorhandensein eines eigenen Schmerzsinnes und über die Art der Schmerzleitung besteht noch heute keine Übereinstimmung. Es soll in dieser Arbeit nur vom körperlich empfundenen Schmerze gehandelt werden, der sogenannte Seelenschmerz, der besser als Leid zu bezeichnen ist, gehört in das Gebiet der Affekte und bleibt hier außer acht. Der Schmerz ist nach Goldscheider ein veränderter Zustand des Ich, wobei hinzuzufügen wäre, als Folge einer Reizung der Endigungen oder des Verlaufes der Schmerzfasern in der Haut oder in den Nervenbahnen bis zu ihrem Eintritte in das Zentralorgan. Ihm fällt, wie alle Autoren betonen, eine wichtige biologisch-teleologische Aufgabe zu; dies gilt sowohl für den physiologischen als auch für den Krankheitsschmerz. Goldscheider nennt den Schmerz ein hartes, aber nützliches Gesetz der Natur; er ist der Warner und Wächter des Organismus, der für dessen Erhaltung von größter Bedeutung ist und dem Arzte in seinen Bestrebungen zu Hilfe kommt; er zwingt zur Ruhe und Schonung und lenkt die Aufmerksamkeit auf schädliche Einflüsse, die Nachteil bringen würden (Jodl, Goldscheider, Mathes, Tigerstedt) und veranlaßt zur Flucht und Abwehrbewegung, und der Krankheitsschmerz zeigt Grad, Art und Ort der Krankheit an. Allerdings gibt es auch in den nicht schmerzempfindlichen Organen Krankheitsprozesse, die nicht durch Schmerzen gemeldet werden, die schmerzlos verlaufen; wenn Schmerzen bei Erkrankung innerer Organe auftreten, sind sie dumpf und unbestimmt und zeigen im allgemeinen eine Störung an, ohne so bestimmt wie bei Verletzungen oder Erkrankungen der äußeren Bedeckung Art und Ort zu melden. Der Schmerz ist aber auch ein Quäler der Menschen, da er von allen Gefühlen am meisten unlustbetont ist. Wegen dieser starken Unlustbetonung prägt sich der Schmerz dem Bewußtsein tief ein, er ist intensiver als anderes psychisches Erleben, er kann alles andere verdrängen und so intensiv werden, daß er den ganzen Vorstellungsinhalt ausfüllt und unsere Aufmerksamkeit derart fesselt, daß jede andere Betätigung ausgeschaltet wird. Wie Mach sagt, läßt jedes psychische Erleben psychische Spuren zurück, aber auch physische Spuren; das von der Wespe gestochene Kind benimmt sich infolge der erworbenen Assoziationen anders als dasjenige, dem diese Erfahrung fehlt. Die Schmerzempfindung schafft infolge ihres starken Gefühlstons tiefhaftende Erinnerungsbilder, wir haben ein Schmerzgedächtnis, das uns befähigt, die Ursachen des Schmerzes zu kennen und zu meiden. Und doch ist es eine Erfahrungstatsache, daß wir uns von der Art des Schmerzes, den wir an uns selbst kennengelernt haben, schwer eine Vorstellung machen können (Meyer). Die Frau, welche unter den stärksten Wehenschmerzen gelitten hat, setzt sich doch der Wiederholung derselben aus, der Schmerz blaßt in der Erinnerung ab. Es ist ein großer Unterschied zwischen dem vorgestellten und dem wirklichen, gefühlten Schmerze, auch gefühlsstarke Eindrücke blassen ab.

Die Disposition der Menschen zum Empfinden von Schmerzen ist eine außerordentlich verschiedene. Bei Gesunden und Kranken findet man oft eine erhöhte Schmerzbereitschaft; diese Individuen zeichnen sich aus durch lebhaftere Schmerzvorstellungen und stärkeres Schmerzgedächtnis sowie durch eine niedere Schmerzschwelle, die es bedingt, daß für andere unterschmerzliche Reize schmerzhaft empfunden werden und die Schmerzintensität eine wesentlich gesteigerte ist; die Intensität hängt im allgemeinen nicht nur von der Reizstärke, sondern auch von der allgemeinen Empfindlichkeit ab, es besteht oft ein Mißverhältnis zwischen Reiz und Schmerzempfindung, die Schmerzdisposition ist individuell bedingt und abhängig von verschiedenen endogenen und exogenen Umständen, vielmehr als vom Alter und Geschlecht (Jodl). Die Schmerzempfindlichkeit der Rassen ist verschieden; bei den Chinesen zum Beispiel ist sie nach Cabot gering. Selbstmorde durch Harakiri oder die Nagelbrettexperimente der Fakire dürften sich bei uns kaum einbürgern. Es gibt, wie Kahane betont, verfeinerte Naturen, die auf Schmerzreize lebhafter reagieren, ohne darum wehleidig zu sein, und sich dadurch von Naturwüchsigeren unterscheiden. Frauen, die sonst im allgemeinen sensitiver sind, ertragen erfahrungsgemäß Schmerzen oft geduldiger und leichter als Männer. Durch Krankheit oder übermäßige Arbeit in ihrer Widerstandsfähigkeit Herabgeminderte empfinden im allgemeinen Schmerzen mehr. Ermüdung und Mangel an Schlaf machen schmerzempfänglicher. Jodl betont, zentrale Ermüdung wirkt auf Berührung und Schmerz im entgegengesetzten Sinne, erstere setzt sie herab, letztere steigert sie, nur bei extremster Ermüdung ist auch die Schmerzempfindlichkeit herabgesetzt, Kälte erhöht die Schmerzempfindlichkeit, während Wärme lustvoll empfunden wird. Hyperämie und Anämie lassen Schmerzen leichter entstehen, daher wird der, der durch eine entzündliche Hyperämie Schmerzen in einer Extremität empfindet, diese zum Zwecke der Linderung hochlagern. Schwere Erkrankungen, welche das Allgemeinbefinden wesentlich beeinflussen, wie zum Beispiel die akuten Infektionskrankheiten, gehen mit Kopfschmerzen einher, dasselbe ist der Fall bei schweren allgemeinen Anämien und Chlorose. Die Neurosen, vor allem Hysterie und Neurasthenie, erhöhen beträchtlich die Schmerzempfindlichkeit; bei nervösen Erkrankungen bleibt oft eine gewisse Anfälligkeit zurück, die sich objektiv in einer stärkeren Druckempfindlichkeit der Nervenstämme und Muskeln kundtut; Möbius spricht in diesen Fällen von einer neuralgischen Veränderung. Durch regelmäßig in rascher Aufeinanderfolge wiederkehrende Reize kann ebenfalls die Schmerzbereitschaft sich stärker geltend machen wie es zum Beispiel bei den Beschäftigungskrämpfen der Fall ist oder bei sexuellen Exzessen, die sich oft in Rücken- und Kreuzschmerzen äußern. Bei ein und demselben Individuum spielen die verschiedensten Momente hinsichtlich der Schmerzempfänglichkeit mit, zum Beispiel auch die Stimmung; der Zyklothyme wird sich diesbezüglich sehr wechselnd verhalten; in der depressiven Phase empfindet er ganz anders als in der euphorischen. Der Hypochonder, der ängstlich seinen körperlichen Zustand verfolgt, läßt keine Empfindung unbeachtet; es handelt sich bei ihm aber nicht um Empfindungen, die nicht bestehen, er faßt Empfindungen, über die der Gesunde hinweggeht, schärfer auf und macht sich darüber seine Gedanken (Wundt). Die Gebärende quält weniger der Schmerz, den sie hat, als die Furcht vor dessen Dauer und Stärkerwerden (Mathes). Kahane unterscheidet in feiner Weise beim Schmerz zwischen eigentlichem Kern und dazukommender Einbildung, doch frägt es sich, ob der Einbildungsfaktor nicht ebenso beiträgt zum echten Leiden wie der Kern; der Unterschied macht sich mehr in der psychischen Beeinflußbarkeit geltend. Auch die Schmerzempfindlichkeit der einzelnen Körperteile ist sehr verschieden; der teleologischen Auffassung des Schmerzes entspricht es, daß im allgemeinen die der Verletzung am meisten ausgesetzte Cutis empfindlicher ist als das subkutane Gewebe und viel mehr als die tieferliegenden Organe. Entzündlich gewesene Teile sind schmerzempfänglicher, was sich besonders an den peripheren Nerven nach Neuritiden zeigt.

Auf der anderen Seite gibt es Individuen, bei denen die allgemeine Schmerzempfindlichkeit gegenüber der Norm herabgesetzt ist; das ist der Fall bei denjenigen, bei denen die zentrale Schmerzperzeption gestört ist, bei Idioten, bei manchen Geisteskranken, besonders bei Stuporzuständen, bei denen auf Schmerzreize keine Abwehrreaktion erfolgt, und oft bei Hysterie; jeder Irrenarzt weiß, daß Epileptiker sich oft Zähne extrahieren lassen ohne Schmerzreaktion. Dazu kommen hypnotische Zustände. Forel berichtet, daß er Zähne in der Hypnose ausziehen ließ, Abszesse öffnete und tiefe Stiche machte, ohne daß die Hypnotisierten etwas spürten;

es genügte dazu die Versicherung, der betreffende Körperteil sei kalt, unempfindlich. Er hält sogar schmerzlose Geburten und kurzdauernde Operationen in der Hypnose für möglich, in der Angst vor der Operation erblickt er nur eine Schwierigkeit für die Suggestion. Der Alkohol vermag in größeren Quanten ebenfalls die Schmerzempfindlichkeit herabzusetzen, was sich häufig bei Rauschverletzungen zeigt. Ein schweres Erleben kann den Schmerz verdrängen; das zeigt sich bei heftigem Schreck. Der Kämpfer merkt die Verletzung nicht, er empfindet den Schmerz, den sonst die Gewebsverletzung verursacht, nicht, diese Erfahrung zeigt sich beim Zweikampf, ich habe sie sehr vielfältig im Felde zu sehen Gelegenheit gehabt; ich erinnere mich eines Serben, der im Gefecht auf meinen Verbandplatz gebracht wurde mit zerschmettertem Unterschenkel, er war noch „kampfheiß", wir amputierten ihm den Unterschenkel ohne Narkose, während er ohne jede Schmerzäußerung eine Zigarette rauchte. Bleuler sagt, bei starken Affekten kann die Aufmerksamkeit so einseitig sein, daß man auch den heftigsten Schmerz nicht empfindet. Hierher gehören die Märtyrer, die in höchster religiöser Ekstase der Schmerzen spotteten, hierher gehört ein Mucius Scaevola, der sich aus heroischem Patriotismus den Arm verkohlen ließ. Ähnliches zeigt sich bei Geisteskranken, die unter dem Einflusse sie beherrschender Sinnestäuschungen und Wahnideen stehen; manche verletzen sich im Eifer, ohne es zu merken, Alkoholdeliranten spüren ebenfalls Verletzungen oft nicht; so berichtet Naecke von einem Arbeiter, der sich in 6 Jahren sechsmal im Zustande des Delirium tremens Verstümmelungen beibrachte. Nicht so selten sind Selbstkastrationen in derartigen psychischen Phasen. Gross berichtet von einer Selbstentmannung eines pietistischen, effeminierten Transvestiten. Lochte stellt als wichtig für die Beurteilung solcher Selbstverletzungen das Verhalten des Verletzten nach der Tat hin, es fallen meistens die natürlichen Affekte und die Schmerzreaktion weg. Vor einer längeren Reihe von Jahren sah ich auf der Wiener psychiatrischen Klinik einen expansiven Paralytiker, der sich singend die Zunge und das Lippenrot zerkaute. Eine auffallende Tatsache ist es, daß bei vielen psychopathischen Verbrechern die Schmerzempfindlichkeit wesentlich herabgemindert oder aufgehoben ist. Bereits Lombroso hat darauf hingewiesen. Ich habe bei meinen Verbrecherstudien in der Grazer Strafanstalt diesbezüglich genaue Untersuchungen vorgenommen und gefunden, daß von 266 Gewohnheits- und Berufsverbrechern 38 vollkommen und 2 halbseitig analgetisch waren; 107 zeigten eine höhergradige allgemeine Hypalgesie, 28 eine beträchtliche Hemihypalgesie. Bei den akut Kriminellen, von denen ich 89 untersuchte, waren nur 2 analgetisch und 15 hypalgetisch.

Ein kurzdauernder, wenn auch stärkerer Schmerz wird im allgemeinen leichter ertragen, als ein schwächerer von langer Dauer (Meyer). Bei Dauerschmerzen nicht zu hoher Intensität kommt es aber doch bei vielen zu einer größeren Schmerzgewöhnung, es kommt zu einer Schmerzabhärtung. Wer viel mit heißen Gegenständen zu tun hat, verträgt mit der Zeit größere Hitzegrade. Der Ermüdungsschmerz schwächt bei größerer Übung mit der Zeit ab, eine ungewohnte Arbeit schafft anfangs Schmerzen, die sich mit der Zeit verlieren, so geht es bei den Turnerschmerzen des ungeübten Touristen und bei den sehr intensiven Reitschmerzen beim anfänglichen Reitunterricht. Meyer stellt eine Abhärtung gegen Schmerzen überhaupt in Abrede, er läßt dieselbe nur im Alter gelten, wo Gefühle weniger lebhaft werden. Er hat dabei wohl nur die intensivsten, quälendsten Schmerzen, die höchsten Intensitätsgrade im Auge, gegen die es allerdings keine Abhärtung gibt; es ist eine unumstößliche Erfahrungstatsache, daß zum Beispiel an heftiger Trigeminusneuralgie Leidende sich nicht an ihre Schmerzen gewöhnen, sondern bei längerer Dauer des Leidens, das sie als unerträglich empfinden, zum Selbstmorde getrieben werden können.

Schmerzempfindungen können ausgelöst werden durch mechanische, thermische, chemische und elektrische Reize. Es steht das Gesetz der spezifischen Sinnesenergien in Geltung, das lautet: „Derselbe Reiz kann in verschiedenen Sinnesorganen verschiedene Sinnesempfindungen und umgekehrt können verschiedene Reize in demselben Organ gleichartige Sinnesempfindungen auslösen" (Landois), die Empfindungen eines Spezialsinnes sind immer gleichartig (Wundt); du Bois-Reymond betont, einen eigentlichen adäquaten Reiz gibt es nicht, vielmehr erregen alle Reize bei hinreichender Intensität auch Schmerzen, und Tigerstedt fügt hinzu, die Reize müssen, um Schmerz zu erregen, besonders stark, von langer Dauer oder oft wiederkehrend sein; durch eine Summation unterschwelliger Reize, die in großer Schnelligkeit aufeinander folgen, kann Schmerz entstehen; so kommt es zu Muskelschmerzen durch häufige Kontraktionen bei stärkerer Arbeitsleistung, so kommt es auch in Hohlorganen, besonders beim Darm, durch tonische Kontraktionen der glatten Muskelfasern und Dehnung der Darmwand durch Vermehrung des Darminhaltes zu Schmerzen und nicht, wie von mancher Seite behauptet wird, nur durch Zerrung des Mesenteriums (Fröhlich, Brüning und Gohrbandt). Sahli sagt, heftigste Erregungen gewöhnlich nicht schmerzhafter sensibler Nerven, zum Beispiel des Opticus und Acusticus, können direkt schmerzhaft werden, so kommt es zum Blendungsschmerz, so werden schrille Töne und hohe Geräusche schmerzhaft empfunden. Bei sehr hoher oder sehr niederer Temperatur folgt der Temperaturempfindung nach längerem oder kürzerem Intervall die Schmerzempfindung (Wundt). Nach Goldscheider kann jede Gemeinempfindung und jede gewöhnliche Sinnesempfindung, wenn sie eine bestimmte Stärke erreicht, zum Schmerz werden. Die Reizschwelle ist die Reizhöhe, die mindestens erforderlich ist, um einen Bewußtseinsvorgang auszulösen (Meyer). Die Schmerzschwelle ist nach den einzelnen Körperteilen verschieden, sie ist höher an der Haut als an den Sehnen und Gelenken und an diesen höher als an den inneren Organen, bei denen die Schmerzschwelle der Berührungsschwelle sehr nahegerückt ist. Unter normalen Verhältnissen ist die Druckschwelle viel tiefer als die Schmerzschwelle (Goldscheider).

Auch gegenwärtig noch sind die Ansichten geteilt, ob der Schmerz als Empfindung oder Gefühl aufzufassen sei, Wundt sagt wohl mit Recht, daß im Sprachgebrauche beide Begriffe vermischt werden. Er sagt, der Schmerz ist eine Empfindung, die sich besonders bei höherer Intensität mit starken Unlustgefühlen verbindet; nach ihm läßt sich der Schmerz in einen Gefühls- und einen Empfindungsfaktor zerlegen, ersteren bezeichnet er als das subjektive, letzteren als das objektive Moment; der Schmerz ist nach ihm Empfindung und Unlustgefühl zugleich. Nach Jodl betrachten James, Mill und andere das Gefühl als eine Eigenschaft, ein Attribut der Empfindung, als deren Gefühlston. Wie Jodl erläutert, ist das Gefühl abhängig: 1. vom Gesamtzustand des Bewußtseins, 2. von der Intensität und Extensität der Empfindung, 3. von der Modalität und 4. von der Qualität derselben. Wir vertreten auch die Ansicht, daß von einem der Empfindung zukommenden Gefühlston zu sprechen ist.

Die Schmerzempfindung ist oft kombiniert mit einer Tast- oder Temperaturempfindung (man spricht von schneidend kalt oder brennend heiß); sie tritt aber auch allein auf. Die von den Sinnesorganen der Muskeln, Sehnen, Scheiden und Gelenkskapseln ausgelösten Schmerzempfindungen rechnen wir zur Tiefensensibilität, die durch innere Vorgänge ausgelösten als Organempfindungen, sie werden nach Höfler erregt teils durch die normale, teils durch mehr oder weniger gestörte Funktion der Organe; innere Organe, die unter normalen Verhältnissen auf mechanische Läsionen nicht schmerzhaft reagieren, können unter pathologischen Verhältnissen der Sitz starker Schmerzen sein.

Auf der äußeren Haut und den angrenzenden Schleimhäuten gibt es keinen Punkt, der nicht gleichzeitig für Druck, Wärme, Kälte und Schmerz empfindlich wäre, doch variiert der Grad der Empfindlichkeit an den verschiedenen Hautstellen (Wundt). Außer der

Haut und den Schleimhäuten sind schmerzempfindlich die quergestreiften und glatten Muskeln, Sehnen, Gelenke, Periost, parietale Pleura und parietales Peritoneum, das Mesenterium, das besonders gegen mechanische Reize, Zerrung und Dehnung empfindlich ist, die Hirnhäute, das Trommelfell, weniger empfindlich ist die Mundhöhle mit Ausnahme der Zähne, Zungenspitze und Lippenschleimhaut, unempfindlich eine größere Fläche der Wangenschleimhaut, die inneren Eingeweide der Brust- und Bauchhöhle, die viscerale Pleura, das viscerale Peritoneum und das Gehirn. Von mancher Seite wird, hauptsächlich auf Tierexperimente gestützt, die Meinung ausgesprochen, daß nicht nur den von spinalen Nerven versorgten parietalen Blättern der Pleura und des Peritoneums Schmerzempfindlichkeit zukommt, sondern daß auch den vom Sympathicus versorgten inneren Organen dieselbe eigen sei, wenn sie auch nur unter krankhaften Bedingungen zutage trete. Lennander spricht den intraperitoneal gelegenen Baucheingeweiden die Schmerzempfindung ab, auch im kranken Zustande, ebenso der Lunge, den meisten Organen des kleinen Beckens, kurz allen Organen, die vom sympathischen Nervensystem innerviert werden; Wundt meint, auf jeden Fall komme den sympathischen Nervenfasern geringere Reizbarkeit zu.

Durch einen Nadelstich können manchmal zwei Empfindungen ausgelöst werden, eine sofort als Druckempfindung, die zweite nach einem empfindungslosen Intervall als Schmerzempfindung. Goldscheider bezeichnet die zwei Phasen als Regel, da er die Meinung vertritt, daß die Schmerzempfindungen stets nur zustande kommen durch stärkere Intensivierung einer Druckempfindung infolge Summation der Reize; er gibt aber zu, daß bei Verstärkung des Reizes auch die erste Phase schmerzhaft sein kann; nach seiner Beobachtung kann unter Umständen noch eine dritte Phase als nachlaufende Welle vorkommen. v. Frey behauptet dagegen, daß zwei Phasen vorkommen bei gleichzeitiger Reizung von Druck- und Schmerzpunkten, daß an den Schmerzpunkten aber eine isolierte, reine Schmerzempfindung zur Auslösung gelangen kann.

Die Schmerzempfindungen zeichnen sich meist aus durch langsames An- und Abklingen; bei kurzdauernder Reizung tritt die Schmerzempfindung erst nach der allfällig kombinierten Tast- oder Temperaturempfindung auf, die von schneller aufeinander folgenden Reizen ausgelösten Schmerzempfindungen können nicht mehr gesondert voneinander unterschieden werden, wenn mehr als 20 Reize in der Sekunde einwirken (Schenk-Gürber). Die Druckempfindung verschwindet mit dem Aufhören des Reizes sogleich, die Schmerzempfindung erst allmählich (Goldscheider). Intensive

Schmerzreize setzen plötzlich ein, sind aber von langer Nachdauer, so daß der Zeitpunkt des Verschwindens kaum anzugeben ist (Wundt), selten ist aber der Schmerz kontinuierlich gleich stark, bei Summation des Reizes kommt es zu anfallsartigen Verstärkungen. Die Lokalisation des Schmerzes ist am genauesten, wenn der Schmerz erregende Reiz peripher an engbegrenzter Stelle wirksam ist, zum Beispiel ein Nadelstich an der Haut, erfolgt aber die Erregung im Verlaufe des Nerven selbst oder zentral oder an Nerven, deren Endigungen unzugänglich sind (an Eingeweiden), dann ist der Schmerz nicht genau zu lokalisieren; die Lokalisation wird beeinträchtigt auch durch die Neigung der Schmerzen zur Irradiation (Landois). Tigerstedt hebt hervor, daß der Mechanismus der Entstehung der Organempfindungen noch sehr unklar ist und damit auch ihre Lokalisation unsicher. Die Intensität der Schmerzempfindung ist abhängig, wie ausgeführt wurde, von der konstitutionellen Anlage, dann aber auch von der verschiedenen Reizbarkeit der sensiblen Nerven, so ist der nervus trigeminus empfindlicher als die meisten anderen sensiblen Nerven; je größer die Zahl der ergriffenen Nervenfasern ist, desto größer ist die Intensität. Diese wird aber auch sehr vom Individuum selbst beeinflußt. Tigerstedt meint, „eine zufällige Verletzung verursacht im allgemeinen keine so großen Schmerzen; erwarten wir aber eine kleine Operation oder auch nur den Stich der Injektionsnadel, dann empfinden wir den erwarteten und gefürchteten Schmerz stärker". „Die Vorstellung vom Schmerz vermehrt wesentlich dessen Stärke"; Nachts treten die Schmerzen oft stärker auf mangels einer Ablenkung der Aufmerksamkeit.

Die Qualität der Schmerzen ist sehr mannigfaltig und zeigt große Verschiedenheiten je nach Ausbreitung, Intensität und zeitlichem Ablauf. v. Frey unterscheidet im allgemeinen dumpfe Schmerzen bei Affektionen der Cutis oder der tieferen Körperteile im Gegensatze zu den oberflächlichen, „hellen", in der Epidermis lokalisierten Schmerzen. Die Qualität spielt in der klinischen Symptomatologie eine große Rolle; sie hängt nach Wundt auch mit der Struktur des Organs zusammen. Man unterscheidet die Schmerzen in stechende, schneidende, bohrende, durchschießende, drückende, nagende, reißende, zuckende, ziehende, klopfende, brennende, dumpfe, ohne damit die im Sprachengebrauch vorkommenden erschöpfen zu können. Genau erklären lassen sich die wenigsten dieser Schmerzqualitäten. So spricht man von stechenden Schmerzen, wenn dieselben räumlich begrenzt sind und plötzlich mit großer Intensität auftreten; von schneidenden, wenn sie sich mit einer gewissen Schnelligkeit über einen gewissen Raum verbreiten, von bohrenden, wenn sie zwischen gewissen Grenzen der Intensität hin und her schwanken, von brennenden, wenn sie sich bei gleichzeitig mäßiger Stärke über eine große Fläche ausbreiten, brennend heißen bei gleichzeitiger Erregung des Schmerz- und Wärmesinnes (v. Weizsäcker), von reißenden, wenn sie allmählich das Maximum erreichen, von klopfenden, wenn sie mit dem Pulse kommen und gehen, was besonders bei Entzündungsprozessen der Fall ist, wo die Pulsation eine Steigerung des Gewebsdruckes verursacht; Entzündungsschmerzen sind auch dauernd mit starker Druckempfindlichkeit des erkrankten Gewebes verbunden und werden oft als mit glühenden Zangen hervorgerufen empfunden. Schmerzen, die von den serösen Häuten ausgehen, sind meist stechend, brennend die von den Schleimhäuten, nagend oder bohrend die von den Knochen ausgehenden.

Schmerzempfindungen zeichnen sich oft aus durch Mitempfindungen, Irradiation und exzentrische Projektion. Mitempfindungen erklären sich aus dem zentralen Sitz der Erregung; sie sind sehr häufig und vielseitig und nehmen mit der Stärke des Schmerzes zu; sie täuschen über den Ausgangspunkt des Schmerzes (Wundt). Manche Körperteile sind zu Mitempfindungen besonders disponiert, zum Beispiel der äußere Gehörgang und der Kehlkopf. Irradiierende Schmerzen werden weit über den Bereich der peripher schmerzhaft gereizten Teile hinaus wahrgenommen, zum Beispiel Schmerzen im Trigeminusgebiete, bedingt durch kariöse Zähne; im Zentralorgane springen die Schmerzerregungen auf benachbarte Bahnen über, wobei nach dem Gesetze der exzentrischen Projektion eine Täuschung über den Ursprung der Empfindung entsteht. Die wichtigsten Mitempfindungen sind: Trigeminusneuralgien bei Erkrankung der Stirnhöhle, Scheitelschmerzen bei Erkrankungen des Mittelohres und des Warzenfortsatzes, Schmerzempfindungen im Rücken beim Verschlucken, Schmerzen im linken, seltener im rechten Arm bei Angina pectoris, Schulterschmerzen bei Leber- und Milzaffektionen, Rückenschmerzen bei Nierenaffektionen, Lenden- und Genitalschmerzen bei Blasenleiden, Schmerzen im Epigastrium und in der Magengegend bei Endometritis und während der Menstruation, Knieschmerzen bei Coxitis (Sahli). Der Schmerz kann im Verlaufe des sensiblen Nerven erregt werden vom Zentrum bis zur Peripherie, die Empfindung wird nach dem Gesetze der exzentrischen Wahrnehmung aber stets an das periphere Ende verlegt; so kann bei Reizung der Nerven in der Amputationsnarbe ein Schmerz gefühlt werden entsprechend dem abgesetzten Teile.

Vom Mitschmerz wird gesprochen, wenn beim Anblick einer Wunde ein dem Schmerz ähnliches Gefühl entsteht, das dem vorgestellten Schmerz ähnlich ist, man versetzt sich in die Lage des

Schmerzgepeinigten; es handelt sich da um eine Autosuggestion (Meyer). Verwandt sind die Schmerzhalluziationen; beim Versuche, sich den Schmerz vorzustellen, fühlt man den Schmerz; die lebhafte Vorstellung eines Zahnschmerzes, den man selbst früher kennengelernt hat, kann durch Einstellung der Aufmerksamkeit auf den in Frage stehenden Zahn tatsächlich bei besonders suggestiblen Menschen zu Zahnschmerzen führen. Goldscheider sagt, die intensiv auf einen Körperteil gerichtete Aufmerksamkeit vermag Sensationen hervorzurufen, die, sonst unter der Bewußtseinsschwelle liegend, sich lästig fühlbar machen und nach und nach zum Schmerz steigern können. Den Gegensatz hiezu bildet die energische Ablenkung der Aufmerksamkeit vom schmerzenden Organ; darauf beruht die suggestive Schmerzstillung in Form lokaler oder allgemeiner Behandlung. Künstlich gesetzte Gegenreize, zum Beispiel Elektrizität oder Sinapismen, können stärker wirken als das subjektive Schmerzgefühl; der Kranke hat die Vorstellung, daß mit dem Aufhören des künstlich gesetzten Reizes auch der subjektive Schmerz aufhört; dies ist der Gegensatz der Wirkung psychischer Beeinflussung zur Behandlung der Schmerzen durch Anästhetica oder Narcotica, die auf die Schmerzleitung selbst einwirken.

Die bekannten Headschen Zonen der Haut sind je nach den zugehörigen erkrankten Organen von bestimmter Lage und Ausdehnung. Ein von den Eingeweiden ausgehender Schmerz wird mangels Empfindungsvermögens der inneren Organe nicht dort empfunden, wo er wirklich einwirkt, sondern an einer bestimmter Hautstelle, da die sensiblen Nerven der Eingeweide zu bestimmten Rückenmarkssegmenten ziehen, in denen auch die schmerzleitenden spinalen Nerven, die von der Haut kommen, einmünden, es kommt demnach zu einer Umformung unterschmerzlicher Erregungen der Eingeweide in schmerzhafte Erregungen der Hautnerven. So tritt zum Beispiel bei Herzaffektionen eine Hyperalgesie einer begrenzten Hautpartie der Brust auf; diese Zonen sind begrenzt entsprechend den zugehörigen Spinalsegmenten. Es kommt diesen Zonen eine diagnostische Bedeutung bei, da sie annähernd die Lokalisation des Schmerzes im Körperinnern ermöglichen (Goldscheider). v. Gaza meint aber, daß diese Zonen besonders bei Kranken mit angeborner Labilität und Minderwertigkeit des vegetativen Nervensystems ausgeprägt sind, bei denen auch anderweitige vasomotorische, sekretorische und enteromotorische Störungen sich finden; differenzialdiagnostisch seien sie von Bedeutung zur Unterscheidung dysfunktioneller Erscheinungen von organischen Krankheiten.

Nach Landois spricht man von Anästhesia dolorosa, wenn Nerven eine Leitungsunterbrechung erfahren haben, so daß periphere

Eindrücke nicht mehr zur Perzeption gelangen können, und wenn es dann bei Reizung in den zentraler gelegenen Teilen zu exzentrisch wahrgenommenen Schmerzen kommt. Sahli spricht von der Kombination einer Anästhesie für äußere Reize mit spontanen Schmerzen.

Der Schmerzempfindung ist eine Latenzzeit eigentümlich (Wundt), der zeitliche Ablauf des Schmerzes ist in weitem Maße unabhängig von dem des Reizes; die nur Schmerzpunkte treffenden Reize zeichnen sich an und für sich durch verspätete Schmerzempfindung aus, sie ist also bis zu einem gewissen Grade physiologisch; krankhaft ist eine verspätete Schmerzempfindung nur dann, wenn sie höhere Grade erreicht, wie es durch Veränderungen peripherer Nerven oder durch Rückenmarkprozesse zustande kommen kann (v. Frey).

Eine exakte Meßbarkeit der Gefühlsstärke erscheint unmöglich, man kann nur sagen, die Intensität der Gefühlsreaktion wächst proportional den relativen Zuwächsen der Empfindungsreize (Wundt). Es gibt zwar eine Reihe von Instrumenten, Algesimeter, die die Aufgabe haben, die Schmerzschwelle zu messen. Trömner hat ein solches Instrument mit konisch zugespitztem Stift konstruiert, dessen Druck auf die Haut durch zwei Federn bewirkt und an einem kleinen Zeiger leicht in Gramm und Kilogramm abgelesen werden kann. Er gewann zum Beispiel bei Gesunden konstante Größen für die Schmerzschwelle in Kilogramm: auf dem Fußrücken 0·5, auf dem Handrücken 0·3, über der Rückenmitte 1·0, über der Stirn 0·4, am Bauch 0·6 und am Oberschenkel 1·0. Andere Nadelschmerzmesser sind angegeben von v. Moszutkowski, Hess und Alrutz, v. Thunberg, die aber mehr für klinische und wissenschaftliche Untersuchungen bestimmt sind.

Zur Schmerzuntersuchung, beziehungsweise isolierter Reizung der Schmerzpunkte werden von v. Frey unter der Lupe zugespitzte Pferdehaare verwendet oder mit Stacheln armierte Schweinsborsten, die mit Kitt am Ende eines Holzstäbchens, das als Handhabe dient, befestigt sind, es werden auch solche Reizhaare im Ästhesiometer eingespannt, v. Frey verwendet auch auf dem Schleifstein zugespitzte Nähnadeln, Thunberg Glasfäden; Landois empfiehlt die Benützung des elektrischen Stromes, dessen Stärke durch den Rollenabstand des Induktionsapparates bestimmt werden kann; nach Blix muß die Elektrode punktförmig auf die Haut wirken. Bei der Prüfung mit Nadeln ist darauf zu sehen, daß der Kranke genau angewiesen werde, Berührungs- und Schmerzempfindung zu unterscheiden. Zum Vergleiche mit den angeblich schmerzhaften Stellen sind bei der Prüfung auch andere Körperstellen heranzuziehen. Die Reizinstrumente müssen senkrecht aufgesetzt werden an Hautstellen, die von zarter Beschaffenheit sind. Es können auch thermische Reize gesetzt werden in Form von Sammellinsen. Lebermann verwendet zur Prüfung abgestufte Mengen von Ameisen-, Essig- und Salzsäure, die sich besonders zur isolierten Schmerzreizung eignen; er behauptet, daß die chemische Untersuchung Störungen des Schmerzsinnes aufzudecken vermöge, die der klinischen Untersuchung nicht zugänglich sind. Diese Methode soll auch zur Bestimmung des funktionellen Charakters einer Störung dienen können, bei der schwächere derartige Reize in höherem Maße empfunden werden als stärkere. Der Gerichtsarzt wird sich allerdings nicht auf so komplizierte Methoden einlassen können, er wird sich eher begnügen müssen, wie in der neurologischen Praxis die Untersuchung mit der Nadel durchzuführen.

Sehr große Meinungsverschiedenheiten herrschen hinsichtlich der Frage, ob es einen eigenen Schmerzsinn gibt mit eigenen Organen. v. Frey hat auf Grund seiner Untersuchungen die Behauptung aufgestellt, daß ein eigener peripherer und zentraler Nervenapparat für den Schmerzsinn bestehe, ausgehend von den Schmerzpunkten. Er führt dafür ins Feld, daß unter Beachtung gewisser Kautelen die mechanische Reizung der Haut an bestimmten Stellen eine reine Schmerzempfindung hervorzurufen vermöge ohne vorhergehende Druckempfindung, daß es gewisse Körperstellen gebe wie die Cornea und Conjunctiva, Zähne, Glans penis und Periost, die Kälte- und Schmerzempfindlichkeit haben, aber keine Druck- und Wärmeempfindlichkeit, daß es anderseits an der Wangenschleimhaut, in der hinteren Mundhöhle, hinteren Hälfte der Zunge, an den Tonsillen, Uvula, weichem und hartem Gaumen ganz oder fast ganz an Schmerzempfindlichkeit fehlt, so daß zum Beispiel das Tonsillenschlitzen viele als ganz schmerzlos bezeichnen, und daß im Rückenmark die Bahnen für Schmerz- und Temperaturempfindung einerseits und für Druckempfindung anderseits getrennt verlaufen, so daß zum Beispiel bei einer Gliose Schmerz- und Temperaturempfimdung vollkommen fehlen können bei Erhaltensein der Druckempfindung, und daß endlich bei Regeneration durchschnittener gemischter Nerven die verschiedenen Empfindungsqualitäten zu verschiedenen Zeiten zurückkehren. Der Ansicht v. Freys pflichten bei Landois, v. Weizsäcker, Ebbinghaus, Lipps, Sahli; der gegenteiligen Meinung sind Goldscheider, der, wie früher erwähnt, die Ansicht vertritt, daß die Schmerzempfindung nur eine verstärkte Druckempfindung sei, Ziehen, der den Schmerz nur als eine Zusatzqualität zu anderen Sinnesqualitäten ansieht, und Meyer. Wundt spricht die Überzeugung aus, daß der Nachweis für einen gesonderten Schmerzsinn ebensowenig zu führen sei wie für spezifische Schmerznerven; es sei auch ganz unwahrscheinlich, daß die sensiblen Nerven aus verschiedenen Bestandteilen zusammengesetzt seien, die verschiedenen Sinnesfunktionen entsprechen, es fehle auch an der anatomisch nachweisbaren Grundlage für diese Hypothese.

Das einzig sichere sind die Schmerzpunkte; sie sind punktförmige Hautstellen maximaler Empfindlichkeit, an denen man durch mechanische, chemische, thermische und elektrische Reize isolierte Schmerzempfindungen hervorrufen kann (Landois); häufiger als diese isolierenden punktförmigen Reize sind breitere Reize bei schrägem Auftreffen mechanischer Einwirkungen, welche die Haut deformieren, diffusere Schmerzempfindungen erzeugen und durch gleichzeitige Reizung von Druckpunkten häufig die früher beschriebene zweiphasige Empfindung hervorrufen. Der fast überall verbreiteten Schmerzhaftigkeit der Haut entspricht die große Dichte der Schmerzpunkte. v. Frey schätzt die Gesamtheit der Schmerzpunkte auf 2·4 Millionen, auf 1 ccm kommen 100 bis 200 Schmerzpunkte gegen 3 Wärme-, 15 Kälte- und 25 Druckpunkte; Schmerzpunkte und Druckpunkte schließen sich aus. v. Frey vermutet, da die Enden der Schmerznerven sehr oberflächlich liegen müssen, daß die freien intraepithelialen Nervenenden die Endapparate der Schmerzempfindung darstellen, die näher an der Oberfläche liegen als die Tastkörperchen. Schaffer äußert Zweifel, ob die dendritischen Verzweigungen dieser diffusen Nervenendigungen wirklich als die letzten Enden der Nerven gelten können oder ob noch weitere netzförmige Verflechtungen vorhanden sind. In den Muskeln- und Sehnenspindeln werden die Endapparate dieser Gebilde erblickt, während die Gelenkskapseln den Vater-Paccinischen Körperchen ähnliche Endapparate aufweisen. Zwischen den Schmerzpunkten sind Hautstellen, die gar keine Schmerzhaftigkeit aufweisen, entsprechend den Maschen des Terminalnetzes, oder nur auf tief eindringenden Reiz.

Angriffspunkt des Schmerzreizes kann jeder Teil der Nerven sein bis zum Rückenmark (Meyer, Landois). Goldscheider sieht die physiologische Grundlage des Schmerzes nicht in einer Desorganisation der Nervenfaser, da keine Schädigung der Nervensubstanz eintritt bei unterschwelligen Reizen, die sich dann zur Schmerzempfindung summieren. v. Frey findet es wahrscheinlich, daß zwischen Reizung und Erregung ein Auslösungsvorgang eingeschaltet ist, der vermutlich darin besteht, daß zunächst am Angriffsort des Reizes eine Gewebsschädigung gesetzt wird, deren Stoffwechselprodukte bei genügender Konzentration erst die

Erregung einleiten. Bei Einwirkung von Schädlichkeiten sind die sensiblen Fasern resistenter als die motorischen (Krehl).

Im Rückenmark spalten sich die sensiblen Bahnen; die Beziehung der grauen Substanz zur Schmerzempfindung ist durch die klinische Beobachtung über die Gliose erwiesen, bei Durchschneidung der grauen Substanz fällt die Schmerzempfindung weg, während Tasteindrücke noch perzipiert werden (Goldscheider). Ob die Faserzüge im Rückenmark und Gehirn schmerzempfindlich sind, ist fraglich, da die meisten zentralen und spinalen Prozesse schmerzlos verlaufen; erst bei Beteiligung der hinteren Wurzeln und der Meningen tritt Schmerz auf. Nothnagel beobachtete bei Ponsgeschwülsten neuralgische Schmerzen in den Extremitäten und Wernicke stellte die Behauptung auf, daß die Schmerzempfindlichkeit des Gehirns beschränkt sei auf die Anhäufung grauer Substanz (Pons, medulla oblongata, thalamus opticus, Vierhügel). Edinger beobachtete nach apoplektischen Insulten Hyperästhesien und später intensive, bis zum Selbstmord führende Schmerzen; die Obduktion ergab in einem Falle einen Herd im Thalamus opticus, aufliegend der capsula interna.

Wundt hält für zureichend festgestellt die Zuordnung der Zentralwindungen und der diesen benachbarten Regionen zu den Empfindungen des Allgemeinsinnes, zu denen die Schmerzempfindungen gehören. Munk nennt diese ganze Region „Körperfühlsphäre". Lewandowsky verlegt das Sensibilitätszentrum in die hintere Zentralwindung, übergreifend auf den Gyrus angularis und supramarginalis.

II. Schmerzausdruck und Schmerzwirkungen

Sehr mannigfacher Art sind die Äußerungen des Schmerzes und dessen Wirkungen auf den Menschen. Im Vordergrund des Bildes stehen die mimischen und pantomimischen Schmerzäußerungen. Lavater sagt: „Der Kranke hat zuweilen die Miene seiner Krankheit". Wenn dieser Ausspruch vielleicht zu allgemein erscheint, kann man wohl sagen, die Miene des Kranken verrät den Krankheitsschmerz. Kruckenberg schildert den mimischen Schmerzausdruck so ausgezeichnet, daß ich seine Beschreibung im Wortlaute folgen lasse: „Wenn sich der Augenbrauenrunzler mit dem Stirnmuskel kombiniert, so ruft er jenen klassischen Zug des Schmerzes hervor, den wir schon in der Antike so häufig dargestellt finden (Laokoon, Niobe, Gigantenhaupt von Pergamon), der dem Dulderhaupt des Christus von Guido Reni sein charakteristisches Gepräge gibt, der bei krankhafter seelischer Verstimmung ganz besonders hervortritt und der schon Kindergesichtern im Schmerz einen unbeschreiblich rührenden Ausdruck geben kann. Die Augenbrauen werden dabei in ihren mittleren Teilen gehoben und schräg gestellt, die Stirn legt sich zwischen ihnen in vertikale Falten, unter denen eine Anzahl horizontaler Furchen erscheinen. Dieser Zug findet sich besonders bei unterdrücktem Schmerz, bei lautlos erduldeten Qualen, aber auch bei langanhaltendem nagenden Schmerze (unerträgliche Kopfschmerzen), oft ist dieser Zug nur angedeutet. Bei Leuten, die an Kopfweh leiden, zeigt sich oft nur ein leichtes Zucken der Muskeln über dem Auge, das dem Gesicht einen leidenden Ausdruck gibt. Eine leise Kräuselung des Augenbrauenkopfes ist oft das einzige, aber sehr charakteristische Merkmal eines still ertragenen Schmerzes. Besonders deutlich wird die Wirkung dieser Muskeln, wenn sich gleichzeitig der äußere Ringmuskel des Auges zusammenzieht und dadurch den äußeren Teil der Augenbrauen senkt und die charakteristische Schrägstellung derselben noch vermehrt (Laokoon), der innere Teil der schräggestellten Augenbrauen wird dabei zu einem Wulst aufgeworfen.

Bei heftigem körperlichen Schmerz werden die Zähne wie in der Wut fest aufeinandergepreßt, aber die Lippen werden dabei fest zusammengekniffen und vielfach wird die Unterlippe zwischen die Zahnreihen gepreßt. Dieses Auf-die-Lippen-beißen ist ein besonders charakteristisches Zeichen für das Ankämpfen gegen körperlichen Schmerz. Auch beim Schmerz zeigt sich der Grad der Erregung in der Ausdehnung und Intensität der Muskelspannung. Bei leichtem Schmerz wird nur auf die Lippen gebissen, bei stärkerem werden die Lippen gleichzeitig durch die Erweiterer des Mundes auseinandergedehnt, die Mundspalte erweitert sich und die Umgebung des Auges wird in Mitleidenschaft gezogen; die Augen werden fest zugekniffen. Bei heftigem Schmerz endlich verzieht sich das ganze Gesicht, Augen und Mund werden bald geschlossen, bald aufgerissen, häufig wird der Mund nach einer Seite verzogen oder die Augen stark nach oben oder nach der Seite verdreht und der Muskelkrampf geht auf den übrigen Körper, besonders auf Hände und Rumpf über, der sich vor Schmerz windet. Bei Schmerzen endlich, die so heftig sind, daß ihnen die menschliche Natur nicht gewachsen ist, kann plötzlich eine Erschlaffung der ganzen Muskulatur eintreten unter gleichzeitigem Nachlassen der Herztätigkeit, das Gesicht sieht blaß und verfallen aus, besonders bei schweren Verletzungen, Quetschungen und Zermalmungen von Körperteilen.

Körperlicher Schmerz äußert sich ganz ähnlich wie körperliche Anstrengung, nur ist bei ihm rascher Wechsel der Stellung der

Augen und Lippen von einem Extrem ins andere charakteristisch, Mund und Augen werden bald zusammengepreßt, bald weit aufgerissen, die Kiefer werden dabei fest geschlossen gehalten, besonders charakteristisch ist das Einstülpen der Unterlippe zwischen die Zahnreihen, so daß der Betreffende sich auf die Lippen beißt. Bei starken Schmerzen geht der ganze Körper in windende Bewegungen über."

Diese Darstellung der mimischen Schmerzäußerung ist so erschöpfend und zeigt von so vortrefflicher Beobachtung, daß es kaum notwendig erscheint, etwas hinzuzufügen; sie deckt sich auch mit den Schilderungen, welche die älteren Physiognomiker, vor allem Piderit und Carus, diesbezüglich gemacht haben. Darwin hat sich mit diesem Gegenstand eingehend beschäftigt und auch sehr interessante Tierstudien gemacht, welche die Übereinstimmung der Formen des Schmerzausdruckes dartun. Er fügt die allgemeinen Schmerzäußerungen an und sagt: „Die Augen starren wie im fürchterlichen Erstaunen wild heraus, der Körper ist in Schweiß gebadet, Tropfen rieseln das Gesicht herab, Zirkulation und Respiration sind bedeutend affiziert, die Nasenlöcher sind meist erweitert, die Nasenflügel erzittern, der Atem ist angehalten. Wenn die Seelenangst heftig und lange anhaltend ist, verändern sich alle diese Anzeichen; es erfolgt äußerste Erschöpfung mit Ohnmacht, Konvulsionen". Wundt ist der Meinung, daß die mimischen Ausdrucksbewegungen erst beim Übergang eines Gefühls in einen Affekt hervorzutreten pflegen.

Verständlicherweise sind die Beziehungen des Schmerzes zum Gefäßystem besonders innige. Nach Horner sind psychische Erregungen in hohem Grade geeignet, den Blutdruck des gesunden Menschen zu erhöhen; er schreibt der Reizung sensibler Fasern eine blutdrucksteigernde Wirkung zu und meint, der Schmerz werde in erster Linie für vasomotorische Störungen verantwortlich zu machen sein; er weist darauf hin, daß Kolikanfälle stets mit einer erhöhten Gefäßspannung einhergehen. Dem stellt Weber Bedenken entgegen, Messungen über den Einfluß der Unlust auf den Blutdruck fallen nicht einheitlich aus, einmal komme es zum Sinken, dann wieder zum Steigen des Blutdruckes, es handle sich da scheinbar um individuelle Unterschiede und um Abhängigkeit vom augenblicklichen Befinden. Pál behauptet, daß eine allgemeine Fassung in dem Sinne, daß Schmerzreize Drucksteigerung hervorrufen, nicht berechtigt sei, es müsse nicht jede Drucksteigerung, die mit Schmerzen einhergeht, bedingungslos als deren Folge angesehen werden; die fast allgemeine Ansicht, daß der Schmerz und der durch denselben erzeugte Blutdruck in einer bestimmten Relation zu einander stehen, sei für den normalen Menschen nicht haltbar; beim Tierversuch könne man beobachten, daß eine starke elektrische Reizung eines sensiblen Nerven eine bedeutende Drucksteigerung auslöst, die sich bei fortgesetzter Reizung nach einiger Zeit erschöpft, der normale Mensch verhalte sich anders als der Kranke, namentlich anders als der Arteriosklerotiker, der das physiologische Regulierungsvermögen seines Blutdruckes mehr oder weniger eingebüßt hat; er weist auch auf das verschiedene Verhalten des Blutdruckes bei tabischen Krisen abdominellen Charakters hin. Kauffmann betont in einer Spezialarbeit den großen Einfluß des Schmerzes auf die Herzarbeit, es komme zur Steigerung des Blutdruckes ohne Zunahme der Pulsfrequenz, gleichzeitig sei die Atmung etwas vertieft und beschleunigt. Auch Hensen bestreitet feste Beziehungen zwischen Puls und Blutdruck, der Blutdruck sei der konstantere Faktor, im allgemeinen komme es unter dem Einflusse psychischer Erregungen zur Steigerung des Blutdruckes und der Pulsfrequenz, in pathologischen Fällen sei folgende Trias zu beobachten: erhöhte Pulsfrequenz, erhöhter Blutdruck und verstärkte Herzaktion. Sahli findet Pulsbeschleunigung bei allen Arten von Schmerzen, manchmal komme es aber aus unbekannten Ursachen umgekehrt zur Pulsverlangsamung. Wundt hat für das Unlustgefühl folgendes allgemeine Schema aufgestellt: schwacher, beschleunigter Puls, vertiefte verlangsamte Respiration, Abnahme des Armvolumens unter gleichzeitiger Beschleunigung und Verkleinerung des Pulses. Weber hat mit dem Armplethysmographen nach Mossor Messungen vorgenommen und gefunden, daß durch die gesteigerte Aufmerksamkeit und die dadurch bedingte vermehrte Blutzufuhr zum Gehirn eine Volumsabnahme des Armes erfolgte.

Als vasomotorische Erscheinungen treten beim Schmerz Erröten und Erblassen ein. Auch sekretorische Störungen fördert der Schmerz, es kommt zu gesteigerter Tränensekretion ohne Weinen. Kinder weinen, wenn sie Schmerzen haben, Erwachsene selten.

Dem Mannkopf-Rumpfschen Zeichen, welches darin besteht, daß beim Druck auf eine schmerzhafte Stelle eine Steigerung der Pulsfrequenz zustande kommt, ist keine zu große Bedeutung beizumessen. Wert ist ihm nur beizulegen bei positivem Ausfall.

Eindeutiger und bedeutungsvoller ist der Schmerzreflex der Pupille, bei schmerzhaften Reizen erweitert sich gewöhnlich die Pupille durch Wirkung des vom Sympathicus innervierten Dilatator pupillae, diese Reaktion ist aber auch nicht ganz konstant (Sahli).

In die Augen springt vor allem die pantomimische Schmerzreaktion. Jeder Schmerz zwingt den Menschen, den Körperteil, dessen Sitz er ist, zu schonen; das schmerzende Bein wird beim Gehen entlastet, man setzt sich vorsichtig, legt sich behutsam nieder und ist bedachtsam beim An- und Auskleiden, um Schmerzen, die damit verbunden sein könnten, auszuschalten. Einem drohenden Schmerz sucht man zu entgehen durch ein reflektorisches Schließen der Augen, Wenden des Kopfes oder eine andere Körperbewegung. Mit dem stärkeren Schmerze ist immer, wie Meyer betont, eine Abwehr- oder Fluchtbewegung verbunden, in manchen Handlungen ist zum mindesten ein Rudiment einer derartigen Abwehrbewegung zu erblicken. Kommt man in die Gefahr einer Verbrennung, schüttelt man die Hände; im höchsten Schmerz dreht, windet und krümmt sich der Körper; der Atem keucht, in heiseren, abgebrochenen Lauten oder in Schreien und Angstrufen macht sich der Schmerzgequälte Luft; er läuft hin und her, ist in ständiger Unruhe, rauft sich die Haare aus, ringt die Hände, zerreißt die Kleider und zerbricht und zertrümmert Gegenstände; der Schmerz muß sich austoben; durch Hemmung der motorischen Erregung erhöht sich der Schmerz, durch motorische Entäußerung erfährt er Erleichterung. Die Sage weiß zu erzählen, daß der gefesselte Simson die Tempelsäule umriß und der geblendete Polyphem Odysseus und seinen Genossen einen Felsblock nachschleuderte. Tiere werden vor Schmerz wütend, kratzen, beißen und schlagen. Im Schmerz kommt es zur Muskelspannung, zum partiellen oder universellen Tremor. Diesem sthenischen Schmerzaffekt kann bei großer Intensität und langer Dauer ein asthenischer Affekt folgen mit charakteristischen Ausdrucksformen. Der Bewegungsdrang verwandelt sich in Bewegungsarmut, der Schmerzleidende wird gefühlsstumpf, seufzt und sinkt in sich zusammen; die tonische Spannung der Gesichtsmuskeln löst sich (Kleemann), es kommt zur allgemeinen Erschlaffung und Erschöpfung und schließlich allenfalls zur Ohnmacht. Lange dauernde Schmerzen behindern die Arbeitsfreude, stören den Schlaf, Appetit und Lebensfreude und führen zu einer Reduktion des allgemeinen Kräfte- und Ernährungszustandes mit Abnahme des Körpergewichtes. Dem Schmerzaffekt gesellen sich andere Affekte zu, auf der einen Seite Wut und Zorn, der Mensch bäumt sich auf gegen den Schmerz, auf der anderen Seite Verzweiflung und Kummer. Griesinger betont, daß der größte Schmerz zur Bewußtlosigkeit führen kann; daß aus lange dauernden Schmerzen sich bei dazu disponierten Individuen funktionelle Neurosen entwickeln können, unterliegt keinem Zweifel, allerdings muß, wie später noch näher beleuchtet werden wird, hervorgehoben werden, daß die auslösende Ursache der Neurose in vielen Fällen weniger der Schmerz als die mit demselben verknüpfte Begehrungsvorstellung ist.

Viel besprochen und verschieden beantwortet ist die Frage, ob Schmerzparoxysmen zu geistigen Störungen führen können. Der Laie spricht oft von wahnsinnigen Schmerzen, der Schmerzgequälte kommt auch oft in lebhafteste Erregungszustände; Möbius spricht die Meinung aus, daß eine Migräne zu Depressionen und stuporösen Zuständen führen kann; Tigerstedt nimmt an, daß Geistesstörungen bei höchster Schmerzintensität entstehen können. Im Vordergrund steht die Frage nach der Möglichkeit von Schmerzdelirien. Mendel ist der Ansicht, daß in seltenen Fällen bei prädisponierten Individuen durch heftige Schmerzen, besonders bei Trigeminusneuralgien, Delirien hervorgerufen werden können; Oppenheim und Goldscheider teilen diese Ansicht. Kraepelin sagt: „Es sind vereinzelte Beobachtungen bekannt, in denen durch sehr heftige Schmerzen eigentümliche, rasch vorübergehende Zustände deliriöser Verworrenheit hervorgerufen wurden, welche man durch Fortleitung der starken Nervenerregung auf entferntere Gebiete der Hirnrinde zu erklären versucht hat (Schmerzdelirien)." Selbst Kraepelin beruft sich nur auf fremde Beobachtungen. Laquer hat Schmerzdelirien in 3 Fällen von Trigeminusneuralgie beschrieben. Ich habe während meiner langen psychiatrischen Praxis nie eine derartige Psychose zu sehen Gelegenheit gehabt. Sehr bemerkenswert erscheint mir die Mitteilung eines sehr erfahrenen Irrenarztes, daß unruhige Geisteskranke nach seiner Erfahrung unter dem Einflusse von Schmerzen meistens ruhiger werden. Weichbrodt berichtet von Beobachtungen, daß Psychosen beim Auftreten von Gichtanfällen schwinden und fügt hinzu: „Erumpitur podagra, solvitur melancholia." Im allgemeinen muß gesagt werden, daß eine Korrelation zwischen Schmerzintensität und Intensität der Ausdrucksformen nicht besteht; es spielen da zu sehr individuelle Momente mit. Die körperlichen Veränderungen infolge der Schmerzempfindung sind ausschließlich von dem augenblicklichen Bewußtseinszustande abhängig und nicht vom Schmerzreize, dieser muß bis zum Zentrum vordringen und zum Bewußtsein gelangen. Durch den Induktionsapparat vermittelte Schmerzreize führen bei narkotisierten oder hypnotisierten Personen oder bei solchen, denen volle Empfindungslosigkeit suggeriert wurde, keine vasomotorischen Begleiterscheinungen herbei, während anderseits die Suggestion unlustbetonter Empfindungen körperliche Veränderungen bewirkt, die diesen Empfindungen normalerweise zugeordnet sind (Weber).

III. Symptomatologie der Schmerzen

Der Krankheitsschmerz kommt zustande, wenn abnorme Vorgänge oder Zustände in Geweben auf sensible Nerven und ihre Endapparate einen Reiz ausüben oder wenn ohne solchen eine abnorme Schmerzempfindlichkeit der betreffenden nervösen Apparate besteht (Marle, Morawitz); doch darf nicht übersehen werden, daß in den inneren Organen oft die schwersten Krankheitsprozesse aus den bereits früher erwähnten Gründen schmerzlos verlaufen; eine zentrale Pneumonie kann zum Beispiel ohne Schmerzen verlaufen und sich erst dann schmerzempfindlich gestalten, wenn der Entzündungsprozeß sich peripher ausbreitet und die Pleura ergreift. Die Schmerzsymptomatik ist überaus reichhaltig und schwierig; der richtigen Deutung bestehender Schmerzen kommt aber eine große diagnostische Bedeutung bei, da die objektiven Krankheitssymptome häufig erst den subjektiven folgen oder an sich auch nicht eindeutig sind; spielt der Schmerz bei der Differentialdiagnose eine große Rolle, so muß ihm in der forensischen Praxis unter Umständen ein umso größerer Wert beigemessen werden; allerdings stößt man dabei oft auf große Schwierigkeiten infolge der Einfalt, Überempfindlichkeit, hypochondrischen Einstellung der Kranken oder ihrer Tendenz zur Aggravation und Simulation, wodurch es häufig unmöglich gemacht wird, ein klares Bild über Art und Ort der Schmerzen zu gewinnen. Es muß bei der Beurteilung der Schmerzen großes Gewicht gelegt werden auf die Anamnese, auf den Gesamtzustand des Kranken, besonders auf eine etwa vorhandene neuropathische Konstitution, auf objektiv nachweisbare Schmerzsymptome (Druckpunkte, Perkussionsschmerz etc.); allenfalls kann erst eine längere Beobachtung Aufschluß geben. Cabot sieht als Beweis für die Realität von Schmerzen an: den Ausdruck, der allerdings auch vorgetäuscht oder übertrieben werden kann, die Angaben der nächsten Umgebung, Veränderungen durch längere Schmerzdauer, zum Beispiel Abmagerung, dann auch Veränderungen des Blutdruckes, das Mannkopfsche Symptom und das Verhalten der Pupillenreaktion.

Krankheitsschmerzen werden hervorgerufen durch traumatische Läsionen, entzündliche oder anderweitige Gewebsschädigungen, vor allem solche toxischer, thermischer oder mechanischer Natur; bei letzterer Entstehungsursache kommt hauptsächlich in Betracht Druck, Zug und Spannung. Ferner kann eine Überfunktion zu Schmerzen führen, wie es bei erhöhter Muskeltätigkeit der Fall ist. Unter den vier Kardinalsymptomen der Entzündung wurde schon von Celsus der dolor angeführt, Aschoff meint, der Schmerz sei aber das inkonstanteste dieser Kardinalsymptome, sein Auftreten hänge weniger mit den entzündlichen Kreislaufstörungen, als mit der entzündlichen Schwellung zusammen, die eine Vermehrung der Gewebsspannung bedingt; mit der Resorption des entzündlichen Exsudates und der dadurch bewirkten Herabsetzung der Gewebsspannung lasse auch der Schmerz nach, die Inkonstanz der Entzündungsschmerzhaftigkeit beruhe in erster Linie auf der verschiedenen Reichhaltigkeit der Gewebe an Nervenfasern, zum Teil allerdings hänge die Schmerzhaftigkeit auch von der Art der die Entzündung erregenden Schädlichkeit ab.

In vielen Fällen ist es schwer, aus dem Charakter der Schmerzen bindende Schlüsse zu ziehen und unter anderem zu entscheiden, ob die Schmerzen durch ein organisches Leiden oder funktionell bedingt sind, so daß es nicht selten zu diagnostischen Irrtümern kommt, die von schwerwiegenden Folgen begleitet sein können; es ist eine Erfahrungstatsache, die jeder Nervenarzt bestätigen kann, daß infolge falscher Indikationsstellung bei funktionell bedingten Schmerzen eingreifende Operationen unternommen werden. Ich erinnere mich eines Spitalspatienten, eines schweren Neuropathen, dessen Bauch zahlreiche Laparotomienarben aufwies. Zu Irrtümern führen manchmal auch Irradiationen, die in großem Umfange angegeben werden, und abnorme anatomische Verhältnisse; Verlagerungen von Organen können zu atypisch lokalisierten Schmerzen führen, wie es bei verlagerter Appendix nicht so selten der Fall ist; auch lanzinierende Schmerzen werden oft falsch gedeutet. Cabot hat geradezu einen Parallelismus zwischen Reflexsensibilität und Schmerzempfindlichkeit behauptet, nach seiner Meinung lassen gesteigerte Kniesehnenreflexe auf eine erhöhte Schmerzempfindlichkeit schließen. Wenn diese Annahme sich gewiß nicht verallgemeinern läßt, kann doch nicht oft genug betont werden, welchen überragenden Einfluß die Gesamtpersönlichkeit auf Grad und Art der Schmerzen hat. Jeder Feldarzt wird sich erinnern, wie oft wir in allen Sprachen die Klage gehört haben, mir tut alles weh; die psychische Beeinflußbarkeit der Schmerzen ist sehr groß; Aufregungen und Aufmerksamkeitseinstellungen steigern sie, Zerstreuung mindert sie; man kann durch psychische Einwirkung Schmerzen auslösen, kupieren oder ganz zum Schwinden bringen. Wachsuggestion, Milieuveränderung und Hypnose sind von wesentlicher Wirkung und das nicht nur bei Schmerzen funktioneller Genese, sondern sehr oft auch bei solchen, denen eine organische Erkrankung zugrunde liegt; denn auch bei jedem organisch Kranken kommt eine mehr oder minder große psychogene Komponente im Krankheitsbilde zutage; erkennt sie der Arzt und versteht er sie anzufassen, hat er oft den Weg zum Erfolge gefunden.

Auf die richtige Lokalisation der Schmerzen kommt sehr viel an, dazu gehört von Seite des Kranken eine entsprechende Intelligenz und Fähigkeit zur Selbstbeobachtung. Als allgemeine Regel kann gelten, daß das lokale Schmerzzentrum oft dem ursprünglichen Ausgangspunkte nahe ist, bei Neuropathen ist aber die Ausbreitung der Schmerzen meist nicht so charakteristisch, ein großes Ausbreitungsgebiet der Schmerzen ist oft direkt proportional der neuropathischen Veranlagung (Schmidt). Bei äußeren Erkrankungen ist im allgemeinen die Lokalisation genauer möglich als bei Erkrankungen der inneren Organe.

Keiner Krankheit ist eine bestimmte Schmerzqualität eigen. Besondere Beachtung verdienen die Kolikschmerzen; sie kommen nur dort vor, wo muskuläre Hohlorgane Sitz der Schmerzen sind. Sie sind krampfartig und verlaufen mit Wellenberg und Wellental; für Hyperämien bezeichnend sind pochende Schmerzen, die sich bei jedem Herzschlag steigern; Kopfschmerzen tragen oft diesen Charakter, häufig auch Menstruationsschmerzen. Neuralgische Schmerzen machen sich im Verlaufe eines Nerven mit schießender Art geltend; über schmerzhaftes Gefühl des Zusammenpressens, der Einschnürung, „wie in einem Schraubstock gepreßt“ mit Präcordialangst klagen die an Angina pectoris Leidenden; muskuläre Spasmen rufen das Gefühl des Zusammenziehens hervor, Arrosionsschmerzen, zum Beispiel bei Aneurysmen, sind bohrend usw.

Auf die Art der Schmerzen sind eine Reihe von Momenten von Einfluß. Bei manchen Schmerzen ist die Tageszeit von Bedeutung. Nächtlich stärker werdende Schmerzen kommen vor: 1. bei Koliken, zum Beispiel bei Geburtswehen, „die Nacht ist die Zeit der glatten Muskulatur”. Schmerzen, die den Kranken aus dem Schlafe wecken, sind meistens organischer Natur, zum Beispiel Angina pectoris; 2. Neuralgien; 3. dyskrasisch bedingte Schmerzen, zum Beispiel urämische Kopfschmerzen, urathisch-arthritische Schmerzattacken, Malaria-Neuralgien, luetische Schmerzen (Schmidt). Neurasthenische Kopfschmerzen und Beschwerden bei chronischem Gelenksrheumatismus sind morgens am stärksten, bessern sich mit fortschreitendem Tage, Schmerzen, die mit Fieber verbunden sind, verschlimmern sich abends mit steigender Temperatur. Anderseits gibt es Schmerzen, die intermittierend auftreten, wie Trigeminus-Neuralgien oder periodisch, wie Migräne. Jahreszeit und Witterung sind für manche Schmerzarten ebenfalls von Bedeutung, besonders werden die Schmerzen, die von Erkrankungen der Muskeln, Gelenke und Nerven ausgehen, bei Regenwetter, daher meist im Frühjahr und Herbst, fühlbarer; es gibt bekanntermaßen viele derartige Kranke, die aus ihren Schmerzen Witterungsumschläge voraussagen, besonders Sensitive zeigen Gewitter mit Kopfschmerzen an. Eine wesentliche Rolle spielen Körperlage und Körperbewegung. Schmidt spricht von einer „Schmerzlage", in welcher die Schmerzen sich einstellen oder steigern, am häufigsten ist es die Seitenlage, da es in dieser zu Verschiebungen und Zerrungen einzelner Organe kommt; ausgesprochene Beeinflussung durch die Körperlage spricht für organische Herkunft der Schmerzen. Aufrechte Körperstellung kann nachteilige Wirkung auf die Schmerzen haben; meistens wirkt Ruhe günstig, bei chronischen Gelenkserkrankungen dagegen ist die Ruhe insoferne von Nachteil, als die steif gewordenen Gelenke beim Übergange zur Bewegung umso stärker schmerzen. Erschütterungen des Körpers beim Reiten oder Fahren können bei Konkrementbildungen im Harnapparat stärkere Schmerzen hervorrufen. Körperbewegungen beeinflussen Schmerzen nachteilig bei Erkrankungen der Bewegungsorgane und des Zirkulationsapparates; bei einer Aortitis bewirkt zum Beispiel rasches Stiegensteigen das Auftreten retrosternaler Schmerzen, Bewegungen können bei mancher Erkrankung durch Erhöhung des Blutdruckes die subjektiven Beschwerden steigern; dasselbe bewirkt die Anstrengung der Bauchpresse beim Husten, Niesen, Bücken, bei der Defäkation durch Steigerung des intraabdominellen Druckes (Schmidt). Steigerung des intrakraniellen Druckes schafft schweren Kopfschmerz; Steigerung des abdominellen Innendruckes bei Stauungsleber, Meteorismus und so weiter erzeugt ebenfalls Schmerzen. Perkussion und Druck auf diejenigen Organe, die der Bauchwand anliegen, zum Beispiel Blinddarm, Gallenblase wird schmerzhaft empfunden. Auch die Nahrungsaufnahme ist von Bedeutung für die Schmerzen; organische und funktionelle Erkrankungen des Magens und Darmes können dadurch verschlimmert werden, die Verschlimmerung kann eintreten .sofort während des Essens oder einige Zeit nach demselben; dann können wieder chemische Reize (Zufuhr von Säuren, Gewürzen) oder mechanische (große Bissen) Schmerzen erzeugen, besonders kommen Schmerzen vor bei ulcerösen oder stenosierenden Prozessen. Anderseits tritt durch Nahrungsaufnahme Erleichterung der „Hungerschmerzen" auf bei ulcus pepticum und Hyperacidität. Seelische Erregungen können ebenfalls Schmerzen stärker empfindlich machen.

Von Bedeutung für die Schmerzdiagnose sind die Begleitsymptome, die auf die Schmerzquelle schließen lassen, und zwar Symptome subjektiver und objektiver Art; von ersteren namentlich

Schwindelerscheinungen, die sich oft mit Kopfschmerzen vergesellschaften. Der Charakter der Schmerzen läßt sich oft auch erkennen aus der Art, wie sie zu beeinflussen sind; einmal sind es Wärme und Kälte, welche Schmerzen verstärken oder lindern, dann wieder Erbrechen oder Stuhlgang, diätetische Maßnahmen, schmerzlindernde Mittel, die auf den ganzen Organismus wirken oder nur lokal, zum Beispiel Anästhesin, das zur Differentialdiagnose zwischen ulcus ventriculi und duodeni dienen kann (Schmidt), Alkalien, Laxantien, Jod und Quecksilber bei Lues. Die Menstruation steigert öfter die Intensität schon bestehender Schmerzen.

Bei Schilderung der Symptomatik der Schmerzen nimmt unter Berücksichtigung der Lokalisation derselben den ersten Platz die Schilderung der Kopfschmerzen ein. Kopfschmerzen sind eines der vieldeutigsten Symptome in der gesamten Pathologie, sie sind auch, wie Marburg betont, das subjektivste aller Symptome; Kopfschmerzen stehen häufig im Vordergrund des Krankheitsbildes, sie sind oft ein vorstechendes Initialsymptom, das durch seine Erscheinungsform einen Fingerzeig bildet für die Diagnose. Kopfschmerzen bedeuten einen Sammelbegriff, der aber in seinen Feinheiten, richtig gedeutet und verwertet, durchaus nicht so kritiklos ist, wie ihn Möbius hinstellt. Die Phänomenologie der Kopfschmerzen ist seit altersher ein ärztliches Forschungsgebiet gewesen, so daß darüber eine reiche Literatur besteht. Ich will mich vor allem an die Arbeiten von Auerbach, Windscheid, Marburg, Lobedank, Curschmann, Morawitz, Matthes, Cabot, Schmidt und Möbius bei der folgenden Darstellung halten.

Eine genaue Anamnese ist unerläßlich zur Deutung der Kopfschmerzen. Es ist zu erheben, ob in dieser Hinsicht eine hereditäre Belastung besteht, ob die Kopfschmerzen bereits in früher Jugend oder in der Pubertät aufgetreten sind, ob akute oder chronische Infektionskrankheiten vorausgegangen sind, vor allem Typhus, Influenza, Malaria, Lues, ob der zu Untersuchende ein Kopftrauma, allenfalls mit Bewußtlosigkeit erlitten hat, welchen Beruf er ausübt, wie seine persönlichen Verhältnisse sind, wie seine Lebensweise ist, ob er Mißbrauch mit Nervengiften treibt, besonders mit Alkohol und Nikotin, ob die Gefahr einer chronischen Vergiftung etwa mit Blei besteht. Nach Erhebung der Anamnese hat eine genaue körperliche Untersuchung zu erfolgen, es ist der allgemeine Kräfte- und Ernährungszustand zu beachten, der Schädel ist zu untersuchen auf Exostosen, periostale Verdickungen, Knochenimpressionen, Narben, Verschieblichkeit und Empfindlichkeit der Kopfhaut, Empfindlichkeit der Muskelansätze, besonders am Nacken und Hinterhaupt, lokale oder diffuse Klopfempfindlichkeit, Druckempfindlichkeit der Nervenaustrittsstellen, Funktion der Hirnnerven, Tension der Augäpfel, Zustand der Nase, besonders deren Durchgängigkeit, Zustand der Nebenhöhlen, Zustand der Zähne; daran hat sich zu schließen eine Untersuchung der Lungen und des Herzens und der peripheren Gefäße, Messung der Temperatur und des Blutdruckes, Prüfung des Urins auf Eiweiß, Zucker und Aceton und allenfalls eine Röntgenaufnahme.

Die Kopfschmerzen können ihre Quelle haben in Erkrankungen des Schädelknochens, der Hirnhäute, besonders der Dura, die an der Schädelbasis besser von Nerven versorgt ist als an der Konvexität, der Kopfschwarte, der Gehirn- oder obersten spinalen Nerven, in Zirkulationsstörungen im Schädelinnern, Erkrankungen der Augen, Nase, Nebenhöhlen oder Zähne, Erkrankungen der inneren Organe oder Allgemeinerkrankungen toxischer oder enterotoxischer Genese. Marburg unterscheidet als Grundtypen rheumatische Erkrankungen der Kopfhaut, neuralgische der Kopfnerven, meningeale der Hirnhäute, besonders der Dura, zentrale infolge Überdruckes und vaskuläre. Herzog nimmt vier Quellen falscher Diagnosen von Kopfschmerzen an, und zwar einseitige Einstellung mancher Ärzte auf chronische Leiden, Neigung, sich vorzeitig auf eine Diagnose festzulegen, Neigung mancher Spezialärzte, alles auf ihr Fachgebiet zu beziehen, und vielseitige Unkenntnis des Bildes des Rheumatismus der Kopfschwarte.

Es kommt auf Art, Lokalisation, zeitliches Auftreten und Dauer der Schmerzen an, sowie auf ihre Verbindung mit anderen Symptomen. Die Qualität der Schmerzen ist sehr verschieden, einmal ist es ein Kopfdruck, Eingenommensein, Gefühl der Leere oder Schwere, Gefühl des Reifens oder Helmes, des Schraubstockes, Reißen, Bohren, Ziehen, Stechen etc. Im allgemeinen spricht ein dumpfer Kopfschmerz für zentrale, im Schädelinnern sich abspielende Prozesse, die eine Steigerung des Hirndruckes bewirken, Kopfdruck für funktionell ausgelöste Schmerzen. Die intensivsten Kopfschmerzen kommen vor bei Erkrankungen des Periosts sowie bei organischen Gehirnerkrankungen und bei Migräne; die Intensität hängt aber in hohem Grade von der individuellen Disposition ab. Die Lokalisation kann diffus oder zirkumskript und oft halbseitig sein. Die Schmerzen können anfallsweise auftreten, periodisch oder dauernd; Dauerschmerzen können, auch wenn sie nicht so intensiv sind, quälend werden. Bewegung und Ruhe können auf Schmerzattacken von Einfluß sein, zentrale Schmerzen oder Migräne verschlechtern sich durch Bewegung, neuralgische können schon durch den Kauakt vergrößert werden. Headsche Zonen können von diagnostischer Bedeutung sein. Nach Marburg ist eine fronto-nasale

Zone von der Haargrenze bis zur Nasenwurzel (Stirnmitte) überempfindlich bei Erkrankungen der Schneidezähne oder bei solchen im Gebiete der Nase oder der vorderen Augenabschnitte, eine frontotemporale, die lateral an die ersterwähnte anschließt, bei Iritis und Glaukom, aber auch bei Lungen- und Herzaffektionen; vertikale Temporalzonen gleichfalls bei Glaukom und bei Erkrankungen der oberen Molaren, Parietalzonen bei Erkrankungen der hinteren Augenabschnitte und bei Sekretretentionen im Mittelohr, sowie bei Leber- und Magenkrankheiten; die Occipitalzone bei Erkrankungen des hinteren Zungenabschnittes, des Rachens und der Tonsillen, sowie bei Abdominalerkrankungen, besonders bei Stuhlverhaltung.

Von Begleiterscheinungen des Kopfschmerzes, die differentialdiagnostisch in Betracht kommen, sind zu nennen vor allem Schwindel und Erbrechen.

Es ist kein Zweifel, daß Kopfschmerzen oft durch vorübergehende Schädlichkeiten hervorgerufen werden, ohne daß ein nachweisbarer Krankheitsprozeß zugrunde liegt; es können bei dazu disponierten Individuen, insbesondere bei vasomotorisch übererregbaren Neuropathen (Schmidt) Ermüdung, Hunger, schlechte Luft, stärkere Sonnenbestrahlung, Alkoholexzesse, körperliche oder namentlich geistige Überanstrengung Kopfschmerzen hervorrufen; es ist eine bekannte Tatsache, daß gerade in unseren Gegenden viele sensitiver Veranlagte auf Föhn mit Kopfschmerz reagieren. Eine Streitfrage ist es noch, ob es einen habituell auftretenden essentiellen Kopfschmerz gibt, dem keine greifbare organische Ursache zugrunde liegt; dieser soll besonders in der Entwicklungszeit und auch später bei Kopf- und Stubenarbeitern auftreten. Cabot bezeichnet ihn als konstitutionellen Kopfschmerz. Ich glaube, daß man von diesem Verlegenheitsbegriff als Neurologe absehen kann.

Ich wende mich zuerst der Besprechung der häufigsten Kopfschmerzformen zu. An erster Stelle ist die Migräne zu nennen, bei welcher die Kopfschmerzen an Stärke mit denen bei Gehirntumor oder Meningitis rivalisieren. Von der Mehrzahl der Neurologen wird angenommen, daß im Gehirn sich abspielende Gefäßkrämpfe zugrunde liegen, die als vasokonstriktorische Neurose zu deuten sind, während andere der Meinung sind, daß bei der hemikranischen Anlage ein Mißverhältnis zwischen Schädelinnenraum und Hirnvolumen besteht, wobei durch Gelegenheitsursachen auf vasomotorischem Wege eine Steigerung dieses Mißverhältnisses zustande kommt. Vereinzelt kommen solche Fälle gewiß vor, vorwiegend bei prämaturer Nahtsynostose, wie gerade unsere gerichtsärztlichen Erfahrungen lehren; es wäre aber zu weit gegangen, wenn man dies als das einzige ätiologische Moment hinstellen würde, zumal sich bei den meisten Migränekranken ein solches Mißverhältnis nicht nachweisen läßt. Die Migräne ist vorwiegend eine Krankheit der Frauen der höheren Gesellschaftsschichten. Bing schätzt den Anteil der Frauen auf 80%; eine große Rolle spielt die gleichartige Heredität, die nach Möbius 90% betragen soll. Das Leiden setzt bei den meisten in der Pubertätszeit, oft auch schon in der Kindheit ein, 90% erkranken nach Bing zum ersten Mal schon vor dem 20. Lebensjahre, der Krankheitsbeginn in späteren Lebensjahrzehnten legt den Verdacht einer symptomatischen Migräne bei Gehirnerkrankungen nahe. Mit zunehmendem Alter werden die Attacken seltener, nach dem 50. Lebensjahre bleiben sie meist aus; die Menopause bringt oft das Ende der Anfälle. Die Migräne tritt periodisch in Anfällen auf, ausgelöst durch die Menstruation, körperliche oder geistige Anstrengung, psychische Erregung, sexuelle oder Alkoholexzesse, Schlafentbehrung oder Verdauungsstörungen. Die Häufigkeit der Anfälle ist verschieden, ausnahmsweise kommt es zu einem Status hemicranicus. Einem vollständigen Anfall gehen Prodromalerscheinungen voraus, denen dann die Aura folgt; die Anfälle verlaufen aber nicht immer derart typisch und auch beim Einzelindividuum nicht immer gleich; der Anfall kann auch abortiv bleiben mit den Erscheinungen von Kopfdruck und Übelkeit. Die Prodromalsymptome, die oft nur einige Stunden dauern, bestehen in allgemeiner Müdigkeit, Reizbarkeit, Angstgefühl, trauriger Verstimmung, motorischer Unruhe, Druck in der Magengegend, schlechtem Aussehen. Die Aura, die meistens nur eine Viertelstunde dauert, äußert sich in Paraesthesien, Ohrensausen und vor allem als visuelle Aura in Nebelsehen, Auftreten leuchtender Flecke, Funkensehen, Flimmerskotomen mit farbigen Figuren und Zacken, Feuerrädern etc.; die Aura ist meistens halbseitig. Es folgt sodann der eigentliche Anfall mit Kopfschmerzen, die vorwiegend einseitig auftreten, manchmal aber auch den ganzen Kopf einnehmen; sie sind lokalisiert in der Gegend über dem Auge oder in der Schläfe, seltener in der Stirn, sie strahlen oft in das Hinterhaupt, Nacken, Schulter und Arme aus; ihre Intensität ist sehr verschieden, sie schwillt bis zu einer gewissen Höhe an, von der sie lytisch abfällt; die Schmerzen können von geringer Stärke sein, so daß der Befallene dem Berufe nachgehen kann, in den meisten Fällen sind sie aber von qualvoller Stärke, so daß jede Beschäftigung ausgeschlossen ist, jede Bewegung und jeder Sinnesreiz ängstlich gemieden wird, die Kranken lassen das Zimmer verdunkeln und bleiben vollkommen ruhig liegen; die Schmerzen sind bohrend, nagend, als ob der Kopf auseinandergetrieben würde, als ob der Kopf mit Hämmern bearbeitet würde. Meistens besteht auch gleichzeitig Übelkeit, Brechreiz, auch Erbrechen, Lichtscheu, vermehrte Speichel-, Tränen- und Schweißsekretion, Überempfindlichkeit gegen Geräusche und Gerüche, sowie depressive Verstimmung. Der Anfall dauert im Durchschnitte 12 bis 24 Stunden und geht in Schlaf über. Als Migräneäquivalente werden periodisch auftretende Magen- und Darmschmerzen gedeutet. Kelling hat in einem Vortrage in Dresden von einer abdominellen Form der Migräne gesprochen, welche das Vorhandensein von Gallensteinen vortäuschen kann, so daß in Verkennung der Diagnose zur Operation geschritten wird. Er nimmt übrigens einen konstitutionellen Zusammenhang zwischen Gallensteinen und Migräne an, 40% der Gallensteinträger seien Hemikranier.

Die zweite Form der Kopfschmerzen ist die rheumatische, die Form des Schwielen- oder Knötchenkopfschmerzes; diese Art der Kopfschmerzen ist sehr häufig, dabei aber von den Ärzten verhältnismäßig wenig gekannt. Ich habe in meiner neurologischen Praxis oft Kranke gesehen, die jahrelang von Arzt zu Arzt gegangen sind und mit den gebräuchlichsten Mitteln rein symptomatisch behandelt wurden, ohne von ihren quälenden Schmerzen befreit zu werden; ich erinnere mich zum Beispiel einer Frau, die durch die quälenden Schmerzen körperlich ganz heruntergekommen und seelisch schwer deprimiert war. Ich verordnete ihr Kopflichtbäder und binnen kurzem war sie schmerzfrei; denselben Dienst tut eine zweckmäßig angewandte Massage. Meist handelt es sich um Frauen im mittleren oder höheren Alter; Auerbach schreibt ein Viertel aller Kopfschmerzen dieser Form zu. Die Schmerzen werden verursacht durch Erkältung, Zugluft, Durchnässungen; oft sollen sie durch das Haarwaschen bei Frauen entstehen. Die Kopfschmerzen treten plötzlich ohne Vorboten auf und bleiben kontinuierlich bestehen, auch nachts; sie haben ziehenden, reißenden Charakter, sind sehr quälend und diffus im ganzen Kopf lokalisiert, sie beginnen aber fast ausnahmslos im Hinterhaupt und Nacken; der Kopf wird meistens ruhig gehalten, da Bewegungen die Schmerzen steigern. Druck auf die Kopfschwarte ist sehr empfindlich, sehr druckempfindlich sind die Muskelansätze. Die Stärke und Dauer der Schmerzen bringt die Kranken ganz herunter und raubt ihnen jede Lebensfreude. An der Kopfschwarte lassen sich durch Palpation hirsekorngroße bis linsengroße Knötchen im Unterhautzellgewebe des Hinterhauptes nachweisen, die schon auf geringen Druck sehr empfindlich sind; ferner finden sich auch harte, bald flachere, bald prominentere Einlagerungen an den Insertionsstellen der Muskeln, Schwielen, die ebenfalls sehr druckempfindlich sind; diese Schwielen können Haselnußgröße erreichen und finden sich namentlich an den Insertionen der mm. cucullares, sterno-cleido-mastoidei, scaleni und splenii, bei der Betastung dieser Stellen folgen Abwehrbewegungen.

Die dritte Gruppe der häufigen und intensiven Kopfschmerzen stellen die Neuralgien dar, die im Bereiche des nervus trigeminus und als Occipitalneuralgien im Bereiche der obersten vier Äste des plexus cervicalis vorkommen. Man unterscheidet genuine Formen, wie sie zum Beispiel bei Malaria und Typhus auftreten, und symptomatische, die mit dem Schwinden der Ursache heilen. Die Trigeminus-Neuralgien sind sehr häufig, da der Nerv durch seine oberflächliche Lage einerseits Traumen jeglicher Art und Erkältungen, anderseits durch seinen Verlauf an der Schädelbasis und im Knochenkanal Kompressionen ausgesetzt ist und bei Erkrankungen benachbarter Organe oft mitbeteiligt ist; so können Erkrankungen der Augen, Nase, Nebenhöhlen und Zähne zu Trigeminus-Neuralgien führen. Der erste Ast ist besonders oft affiziert bei Influenza und Malaria, der dritte bei Diabetes und Lues, der erste und zweite Ast erkrankt fast ausnahmslos nur einseitig, der dritte Ast oft beiderseitig (Bing); die Schmerzen treten anfallsweise auf, die Pausen zwischen den Anfällen sind sehr verschieden, oft sind die Anfälle gehäuft; auch die Dauer der Anfälle ist wechselnd; im allgemeinen steht die Dauer im umgekehrten Verhältnisse zur Intensität, die Schmerzen sind meistens sehr stark und schließen jede Arbeit aus, häufig sich wiederholende Anfälle können, wie ich es oft beobachtet habe, Selbstmordgedanken auslösen. Neuralgien des ersten Astes betreffen die Stirne bis zum Scheitel, einschließlich Nasenwurzel und oberes Augenlid; Neuralgien des zweiten Astes, die oft von den Zähnen oder der Highmorshöhle ausgehen, die Wangengegend; bei alten Leuten, welche die Zähne des Oberkiefers verloren haben, treten oft Schmerzanfälle in den leeren Alveolen auf; Neuralgien des dritten Astes betreffen die Gegend des Unterkiefers, die untere Zahnreihe und das Kinn. Die neuralgischen Schmerzen unterscheiden sich von den eigentlichen Zahnschmerzen durch ihren ganzen Charakter und das Ausbreitungsgebiet. Die neuralgischen Schmerzen treten plötzlich, blitzartig auf, sind reißend oder ziehend und breiten sich linear aus; oft sind Ausstrahlungen bis in den Nacken und die Schulter. Beim Kauen, Gähnen, Sprechen werden sie oft stärker, so daß sich die Kranken ruhig verhalten und nur flüssige Nahrung nehmen wollen. Als Vorboten gehen den Schmerzanfällen manchmal Parästhesien im betroffenen Nervengebiete voraus, der Anfall ist oft begleitet und gefolgt von Lichtscheu, Augenflimmern, Ohrensausen, Sekretionsstörungen (Tränen, Speichelfluß), motorischen Reizerscheinungen (Tic) und trophischen Störungen (Herpes, Haarausfall). Dort, wo der Nerv in seinem Verlauf gegen eine feste Unterlage gedrückt werden kann, besteht bei der Neuralgie eine Druckempfindlichkeit; Druckpunkte sind für die Neuralgien der einzelnen Äste charakteristisch; bei der Erkrankung des ersten Astes finden sich folgende Druckpunkte: Supraorbitalpunkt am foramen supraorbitale, Nasalpunkt etwas medial vom inneren Augenwinkel, Palpebralpunkt lateral vom oberen Augenlid; am zweiten Ast: Infraorbitalpunkt am Austrittspunkte des n. infraorbitalis in der fossa canina, Malarpunkt an der Austrittsstelle des ramus malaris am Jochbein, Dentalpunkte am Zahnfleisch des Oberkiefers; am dritten Ast: Mentalpunkt am foramen mentale, Auriculotemporalpunkt vor dem Ohr auf dem Jochbogen, Temporalpunkt und Parietalpunkt im Verlauf des n. auriculotemporalis zwischen Auriculotemporalpunkt und Scheitel und Dentalpunkte am Zahnfleisch des Unterkiefers (Bing).

Die Occipitalneuralgie ist oft doppelseitig, der Schmerz zieht vom Nacken aufwärts bis zum Scheitel, oft ausgelöst oder verstärkt durch Drehung des Kopfes; der Nacken wird daher meist steif gehalten. Der Schmerz ist meistens nicht so stark wie bei der Trigeminus-Neuralgie, aber länger dauernd und oft irradiierend. Die Valleixschen Druckpunkte finden sich für den nervus occipitalis major in der Mitte zwischen Warzenfortsatz und oberen Halswirbeln auf der linea nuchae superior seitlich vom Ansatze des Nackenbandes, für den nervus occipitalis minor in der Gegend zwischen den Insertionen des Sternocleidomastoideus und Cucullaris sowie am Warzenfortsatz (Bing).

Ebenfalls sehr häufig treten Kopfschmerzen bei Neurasthenikern auf, und zwar sowohl bei der endogenen, konstitutionellen Form, als auch bei der erworbenen Erschöpfungsneurasthenie; oft kommen als auslösende Ursache Alkohol, Tabak und sexuelle Exzesse in Betracht. Cabot räumt in seiner Statistik dieser Form der Kopfschmerzen den ersten Platz ein. Eine der Hauptursachen ist geistige Überanstrengung; Rehder spricht von Überschichtungskopfschmerz bei einer Überladung des Gedächtnisses. Die Kopfschmerzen sind oft lange das einzige vorstechende Symptom bei Neurasthenikern. Die Schmerzen werden meist als Kopfdruck geschildert, der Kopf ist eingenommen, leer, schwer, ein Brett ist vor der Stirne, ein Reifen ist um den Kopf gespannt, es drückt ein Gewicht auf das Gehirn. Charcot spricht von einem neurasthenischen Helm; die Schmerzen treten meist früh beim Erwachen auf, sind oft lange Zeit konstant, so daß der Kopf nie frei ist, sie sind von mittlerer Intensität, gewöhnlich nicht so stark wie die bisher beschriebenen, in ihrer Stärke schwankend, geistige Arbeit verschlimmert sie, Ablenkung vermag sie wesentlich zu bessern, der Schlaf ist gewöhnlich nicht gestört, sie nehmen entweder den ganzen Kopf ein oder sind beschränkt auf die Stirn, Schläfe, Augengegend oder Hinterhaupt, oft wandern sie. Oft besteht eine Hyperästhesie der Kopfhaut und eine stärkere vasomotorische Übererregbarkeit. Eine wesentliche Rolle spielt bei diesen Kranken die Autosuggestibilität, sie neigen außerordentlich zu hypochondrischen Vorstellungen und deuten die Kopfschmerzen im Sinne von schweren Gehirnkrankheiten; jeder Neurologe kennt diese Neurastheniker, die die Sorge ausdrücken, daß die sie quälenden Kopfschmerzen das Anzeichen einer beginnenden Paralyse sind. Die tuberkulösen Kopfschmerzen sind meist vom Typus der neurasthenischen (Flesch und Schüller). Frisch sieht diese tuberkulösen Kopfschmerzen als forme fruste einer Meningitis serosa tuberculosa an.

Auch bei Geisteskrankheiten kommen derartige Kopfschmerzen nicht selten vor, besonders im Depressionsstadium des manisch-depressiven Irreseins und bei Zyklothynikern.

Eine zweite große Gruppe stellen alle jene Zustände und Krankheiten dar, welche Kopfschmerzen infolge vermehrten Hirndruckes erzeugen; es handelt sich bei ihnen um ein Mißverhältnis zwischen Schädelinhalt und Fassungsraum. Hieher gehören die Schmerzen, die bei Turmschädeln, bei Mikrokephalien, bei Exostosen, Periostitiden, Gummen auftreten; Jugendliche haben mitunter Kopfschmerzen infolge frühzeitiger Nahtverknöcherung. Die Überdruckschmerzen sind im allgemeinen von stärkster Intensität, konstant, überaus quälend; Bewegungen des Kopfes sind von Einfluß, so daß die Kranken nicht selten den Kopf mit der Hand fixieren. Den Typus dieser Überdruckkopfschmerzen stellen die bei Gehirntumoren auftretenden dar. Die Schmerzen sind dumpf, bohrend, nagend, tief sitzend, überwältigend, als ob der Kopf auseinandergetrieben würde, konstant, gelegentlich exazerbierend, nachts besonders stark, diffus, ihre Intensität kann die Kranken zum Selbstmord treiben; alles was die Blutzufuhr zum Gehirn steigert, wie psychische Erregungen, Pressen, Husten, Alkohol verstärkt den Schmerz, er ist unerträglich, durch kein Mittel zu beeinflussen, gleichzeitig besteht meistens Schwindel und Erbrechen, oft sind Herdsymptome nachweisbar, in 90% der Fälle findet sich Stauungspapille, manchmal besteht eine lokale Klopfempfindlichkeit am Schädel, bisweilen tympanitischer Klopfschall. Beim Gehirnabszeß otitischer, traumatischer oder metastatischer Genese sind Kopfschmerzen eines der frühesten und sichersten Symptome; die Intensität kann wechseln, intermittierendes Fieber spricht für den Abszeß. Beim otitischen Abszeß treten die Kopfschmerzen auf der primär beteiligten Seite auf. Während der angeborene Hydrocephalus selten mit Kopfschmerzen einhergeht, sind diese bei der erworbenen Form meistens sehr heftig, charakteristisch dafür ist der chronische Verlauf mit Remissionen und Intermissionen. Bei der purulenten und tuberkulösen Meningitis sowie bei der Encephalitis (besonders wichtig die Grippe-Encephalitis) gehören Kopfschmerzen ebenfalls zu den frühesten und wichtigsten Krankheitszeichen; bekannt ist das Greifen des benommenen Meningitikers nach dem Kopfe. Bei der serösen Meningitis, die nicht so selten durch ein Trauma entsteht, treten ebenfalls häufig Intensitätsschwankungen auf. Häufig sind Kopfschmerzen auch eine Teilerscheinung der Pachymeningitis haemorrhagica interna. Bei multipler Sklerose bestehen oft druckartige Kopfschmerzen in der Stirngegend oder im ganzen Kopfe.

Eine weitere große Gruppe der Kopfschmerzen ist zurückzuführen auf Zirkulationsstörungen im Schädelinnern. Es kann sich um Störungen der Gefäßinnervation handeln, um vasomotorische Störungen, dann um Veränderungen der Gefäßwand, Arteriosklerose, um Veränderungen des Blutdruckes und um fehlerhafte Blutmischung bei den verschiedenen Anämien oder Chlorose (Marburg). Vasomotorische Störungen treten meist in der Jugend auf; die Kopfschmerzen sind dumpf, den ganzen Kopf einnehmend, quälend durch ihre Dauer. Aktive Hyperämien kommen vor im Klimakterium, prämenstruell und menstruell, nach reichlichem Essen, Erregungen, sexuellen Exzessen, Alkoholzufuhr, bei Nikotin, Amylnitrit, Chloroform; das Blut steigt zu Kopf, es kommt zu Kongestionen, Kopf und Gesicht sind heiß, die Carotiden pulsieren, Gesicht und Bindehäute sind gerötet, der Puls beschleunigt. Die Kopfschmerzen werden so stark, daß das Gefühl besteht, der Kopf zerspringt, es bestehen Angstgefühle. Passive Hyperämie mit ähnlichen Symptomen kommt zustande bei Lungen- und Herzerkrankungen, vor allem bei Lungenemphysem und nichtkompensierten Herzklappenfehlern, bei chronischer Myocarditis, sowie bei allen Zuständen, die eine Kompression der großen Gefäße im Brustraum oder am Halse bewirken, wie Strumen, Aneurysmen, Mediastinaltumoren; zum Teil ebenfalls durch passive Hyperämie, zum Teil durch enterotoxische Einflüsse entstehen Kopfschmerzen bei Erkrankungen des Magendarmtraktes, namentlich bei längerdauernder Obstipation. Bei Arteriosklerose ist der Kopfschmerz dumpf, dauernd, recht intensiv, durch die Konstanz quälend, diffus oder in den Vorderkopf lokalisiert; oft ist der Kopfschmerz das einzige Symptom oder er ist mit Schwindel vergesellschaftet;

die geistige Leistungsfähigkeit nimmt ab, die Stimmung ist meist depressiv, der Kopfschmerz ist dann eine Mahnung zur Ruhe und geregelten Lebensweise. Sehr heftige Kopfschmerzen können auch als Vorläufer eines apoplektischen Insultes auftreten. Meist weist der Zustand der peripheren Arterien, entsprechendes Alter, Nikotinmißbrauch oder Beschäftigung mit Blei auf die Entstehungsursache der Schmerzen hin. Die Kopfschmerzen, die durch eine Hypertonie bedingt sind, sind dumpf, tiefsitzend, reifenförmig, oft als ob der Schädel gesprengt würde. Sie treten häufig als Symptome einer Schrumpfniere auf, oft weisen sie auch hin auf eine drohende Urämie; Blutdruckmessung und Urinuntersuchung geben Aufschluß. Bei Anämie und Chlorose sind die Kopfschmerzen häufig auf Stirn und Augengegend beschränkt, dumpf, dauernd, mitunter sehr stark und quälend, das zeigt sich auch bei sekundären Anämien nach starkem Blutverlust; Tieflagerung des Kopfes bessert.

Für den hysterischen Kopfschmerz ist der Clavus charakteristisch, ein nagender, bohrender Schmerz auf der Scheitelhöhe, von unerträglicher Art; es besteht das Gefühl, als ob ein Nagel in den Kopf hineingetrieben würde, die Dauer des Schmerzes ist verschieden, Stunden bis Wochen, psychische Erregungen verschlimmern den Schmerz, Ablenkung und Suggestivbehandlung beeinflussen ihn weitgehend; die Schmerzen können auch in Form der Neuralgia supraorbitalis oder occipitalis auftreten, auch von einer Pseudomeningitis hysterica mit Hinterhauptskopfschmerzen, Nackenstarre und Benommenheit wird gesprochen. Bei Hysterischen handelt es sich um Schmerzhalluzinationen.

Bei genuiner Epilepsie tritt mitunter in der Aura ein dumpfer, diffuser, meist schnell vorübergehender Kopfschmerz auf.

Für den Gerichtsarzt von besonderer Wichtigkeit ist die Kenntnis der Kopfschmerzen, die nach Schädeltrauma auftreten. Als Folge von Schädelfrakturen kommt es zu Knochenimpressionen, Absplitterung der Tabula vitrea und dadurch bedingtem Druck auf die Dura, der durch umschriebene oder ausgedehnte Blutungen noch erhöht werden kann, oft kommt es auch zu Verwachsungen des Knochens mit der Dura. Alle diese Verletzungsfolgen können Kopfschmerzen bewirken, die meist lokal begrenzt sind, meist dauernd; alles, was den Hirndruck vermehrt, steigert die Intensität der Schmerzen. Weichteilnarben, Druckpunkte und allenfalls der Röntgenbefund geben Aufschluß. Nicht selten bestehen nach einer Gehirnerschütterung noch längere Zeit diffuse Kopfschmerzen.

Nicht selten sind Kopfschmerzen Teilerscheinungen einer Allgemeinerkrankung. Sie kommen vor bei akuten und chronischen Infektionskrankheiten, bei Stoffwechselkrankheiten. Von den akuten

Infektionskrankheiten sind es vor allem die mit hoher Fiebertemperatur einhergehenden: Scharlach, Influenza, Typhus, die Kopfschmerzen erzeugen, von den chronischen: Malaria und Lues. Bei letzterer können die Kopfschmerzen als Initialsymptom auftreten vor Manifestwerden der Krankheit oder in der Eruptionsperiode der Roseola und der anderen sekundären Merkmale; die Schmerzen sind entweder diffus oder in das Hinterhaupt verlegt, oft sehr stark, abends oder nachts exazerbierend (dolores nocturni) und häufig remittierend. Sie können auch bedingt sein durch periostale Schwellungen an Stirn- oder Seitenwandbein, diese Schmerzen sind stark, lange dauernd, durch nichts zu beeinflussen; die ergriffenen Stellen sind druckempfindlich. Die Schmerzen können auch als Vorläufer einer luetischen Knochenerkrankung vorausgehen, bis dann ein Tophus auftritt. Es kann auch ein dem Schwielenkopfschmerz ähnlicher muskulärer oder ein einseitiger neuralgischer Kopfschmerz in den Frühstadien auftreten (Marburg). Auch als Frühsymptom einer Lues cerebri innerhalb der ersten zwei Jahre nach der Infektion oder einer progressiven Paralyse kann Kopfschmerz auftreten, der nicht sehr intensiv, aber konstant ist und oft nachts exazerbiert; er ist in den ganzen Kopf oder in das Hinterhaupt lokalisiert. Basale Prozesse machen stärkere Schmerzen.

Von Stoffwechselkrankheiten geht besonders Diabetes mit Kopfschmerzen einher, in Form eines Kopfdruckes ohne bestimmte Lokalisation; von besonderer Bedeutung ist oft der Kopfschmerz als Einleitung eines diabetischen Komas. Akute und chronische Vergiftungen erzeugen oft Kopfschmerzen, vor allem Vergiftungen mit Alkohol, Nikotin, Fleisch-, Wurst- und Fischgift, Blei, Kohlenoxyd und Schwefelwasserstoff. Es handelt sich meist um neuralgiforme Schmerzen oder Kopfdruck. Bei Idiosynkrasie gegen Jod kommt es auch zu starken Kopfschmerzen.

Von Augenkrankheiten gehen folgende mit Schmerzen einher, die unter Umständen nicht nur das Organ selbst betreffen, sondern als Kopfschmerzen auftreten. Bei Bindehautkatarrhen tritt meist nur ein Brennen auf, nur selten stärkere Schmerzen, allenfalls bei Trachom und Augenblenorrhoe; bei Hornhautentzündungen dagegen sind die Schmerzen intensiv und verbinden sich mit Lichtscheu, Tränenfluß und Lidkrampf; besonders heftig sind die Schmerzen bei den eitrigen Hornhautentzündungen; bei der Perforation eines Hornhautgeschwüres kommt es plötzlich zu einem überaus heftigen Schmerz, gleichzeitig besteht die Empfindung, daß sich eine heiße Flüssigkeit aus dem Auge ergießt, worauf die Schmerzen bald nachzulassen pflegen. Zum Krankheitsbilde der Iritis beziehungsweise der Iridocyclitis gehören meist starke Schmerzen, die sich nicht nur in das Auge lokalisieren, sondern auch oft in die Umgebung ausstrahlen, besonders in die Supraorbitalgegend, bei Iridocyclitis können die Schmerzen geradezu eine unerträgliche Höhe erreichen und von Fieber und Erbrechen begleitet sein. Bei luetischer Ätiologie dieser Krankheit nehmen die Schmerzen oft nachts besondere Stärke an. Bei Glaucom kommt es infolge des intraoculären Druckes zu Schmerzparoxysmen; im Prodromalstadium wird oft ein Druck im Auge oder ein dumpfer Schmerz in der Stirngegend empfunden; im akuten Glaucomanfall treten die heftigsten Schmerzen auf, die vom Auge aus entlang des ersten und zweiten Trigeminusastes ausstrahlen; sie können eine unerträgliche Höhe erreichen und dem Kranken Appetit und Schlaf rauben, oft besteht gleichzeitig Erbrechen und Fieber. Menschen, die durch lange Zeit Nachtarbeit, allenfalls noch bei schlechter Beleuchtung verrichten müssen, zum Beispiel Schüler, Feinmechaniker, Uhrmacher, Goldschmiede, bekommen durch Überanstrengung der Akkomodation Schmerzen in der Stirn- und Augengegend, die manchmal den ganzen Kopf einnehmen können; dieselben Beschwerden können bei Insuffizienz der mm. interni auftreten. Bei Refraktionsanomalien, die nicht oder nicht genügend korrigiert sind, vor allem bei Hypermetropie, Presbyopie und Astigmatismus treten ebenfalls durch Überanstrengung der Akkomodation asthenopische Beschwerden dieser Art auf, die oft lange Zeit verkannt und falsch gedeutet werden und durch eine entsprechende Brillenverordnung rasch zu beheben sind. Es gibt auch eine nervöse Asthenopie, die bei Neuropathen oft schon nach kurzem Lesen auftritt und sich in Schmerzen im Augapfel und im ganzen Kopf manifestiert (Fuchs).

Sehr häufig ist die Quelle der Kopfschmerzen in der Nase und den Nebenhöhlen zu suchen; ein einfacher akuter Schnupfen im Höhestadium, ein chronischer Nasenkatarrh, eine Muschelhypertrophie, Verkrümmung und Verdrängung des Septums, Nasenpolypen oder adenoide Wucherungen im Nasenrachenraum können eine Sekretstauung und Behinderung der Nasenatmung bewirken, manchmal besteht nur das Gefühl des Eingenommenseins, das durch seine Beständigkeit sehr lästig wird, dann wieder können die Schmerzen sehr hartnäckig und quälend werden und über den ganzen Kopf sich ausbreiten, so daß der Kranke zu jeder Arbeit unfähig ist. Sehr oft gehen die Schmerzen auf Erkrankungen der Nebenhöhlen zurück und werden besonders stark bei einem Empyem derselben. Knick nennt als Symptom der Nebenhöhlenerkrankungen spontane Kopfschmerzen, die meist durch ein Pulsationsgefühl und periodisches Auftreten zu bestimmten Tageszeiten gekennzeichnet sind, aber nicht immer der erkrankten Nebenhöhle entsprechend lokalisiert werden. Einseitige Schmerzen sprechen für eine Nebenhöhlenerkrankung. Lokale Schmerzen im oberen inneren Augenwinkel oder über den Augenbrauen deuten auf eine Erkrankung der vorderen Nasenhöhle, Stirnhöhle oder der vorderen Siebbeinzellen, Schmerzen in der Tiefe des Kopfes auf eine Erkrankung des hinteren Abschnittes der Nasenhöhle oder eine solche der Keilbeinhöhle, Schmerzen in der Wange oder in den Zähnen (bei intaktem Gebiß) auf eine Erkrankung der Kieferhöhle oder des Nasenbodens; die Schmerzen können auch in der Nachbarschaft ausstrahlen, und zwar von der Stirnhöhle aus in die Stirne bis zur Haargrenze, von der Kieferhöhle zur Schläfe und von der Keilbeinhöhle in die Stirne, bei akuten und chronischen Nebenhöhlenerkrankungen kommt es auch zu neuralgiformen Schmerzen im ersten und zweiten Trigeminusaste. Schmerzen, die durch eine Stirnhöhleneiterung bedingt sind, exazerbieren oft nachts. Bei Empyem der Stirn- und Kieferhöhle besteht oft eine hochgradige, der Lage der Höhle entsprechende Druckempfindlichkeit. In vielen Fällen ist der Röntgenbefund notwendig, um Aufschluß zu erlangen.

Zahnschmerzen können auch zu Kopfschmerzen führen, namentlich bei Erkrankungen der oberen Mahlzähne (Marburg), es tritt dann ein heftiger, dumpfer, auch bohrender Schmerz in der entsprechenden Schläfengegend auf, die Stärke, mit der Zahnschmerzen empfunden werden, hängt sehr von der individuellen Empfindlichkeit ab. Zahnschmerzen können herstammen von einer Wurzelhautentzündung und von einer Pulpitis; bei ersterer ist der Schmerz leicht zu lokalisieren und der krankhafte Zahn zu entdecken, wenn er auch äußerlich oft nicht schadhaft erscheint. Anfangs ist der Schmerz dumpf, der Zahn ist bei Druck und Beklopfen sehr schmerzempfindlich, er ist aus der Alveole herausgehoben, verlängert, erscheint locker, so daß der Kieferschluß große Schmerzen hervorruft. Die umgebenden Weichteile spannen, der Schmerz steigert sich zu hoher Intensität. Bei Pulpitis gelingt dem Kranken die Bezeichnung des kranken Zahnes meistens schwer, der Schmerz ist sehr intensiv und wird durch Kälteeinwirkung gesteigert. Der erschwerte Durchbruch eines Weisheitszahnes kann starke Schmerzen verursachen (Metnitz).

Bei Ohrenkrankheiten sind Schmerzen im allgemeinen eine seltenere Begleiterscheinung; sie treten auf in erster Linie bei Furunkulose des äußeren Gehörganges, bei akuten Trommelfellentzündungen, bei den akuten Mittelohrentzündungen und bei Caries des Schläfenbeines. Manche Menschen sind von Haus aus sehr empfindlich, geben ständig einen Wattepfropf in die Ohren, da jeder Luftzug ihnen Ohrenreißen bringt. Es gibt auch einen nervösen Ohrenschmerz als funktionelles Krankheitssymptom bei neuropathisch Veranlagten, der eine anatomische Erkrankung vortäuschen kann. Während normalerweise erst die höchsten Töne der Galtonpfeife schmerzhaft empfunden werden, tritt bei Neuropathen, Hysterischen und bei Erschöpften mitunter eine Hyperakusis ein, bisweilen symptomatisch auch bei Migräne oder nach Einnahme von Chinin und Salicyl; auch bei Otosklerose kann diese Erscheinung auftreten, und zwar im umgekehrten Verhältnisse zur Hörstörung (Politzer).

Bei der Untersuchung ist zu erheben Lokalisation des Schmerzes am äußeren Ohr oder in der Tiefe, seine Ausbreitung beziehungsweise Ausstrahlung, ob er einseitig oder beiderseitig ist, wie er entstanden ist, ob er dauernd besteht oder in Paroxysmen und ob eine Druckempfindlichkeit der Ohrgegend nachweisbar ist. Die objektive Untersuchung ist ausschlaggebend. Rosenfeld hat gefunden, daß der Ohrdruckschmerz, der unter normalen Verhältnissen bei der Einführung einer Sonde an der Übergangsstelle des knorpeligen in den knöchernen Anteil des äußeren Gehörganges zu finden ist, bei krankhaften Veränderungen schon in geringerer Tiefe auszulösen ist, und zwar bei jeder Sensibilitätssteigerung des Untersuchten; er spricht von einem typischen Auricularsymptom bei Meningitis. Bei Ohrenschmerzen ist immer zu denken, daß sie neuralgischer Herkunft sein können; neben den charakteristischen Symptomen der Neuralgie finden sich Druckpunkte an der Ohrmuschel und am Warzenfortsatze. Bei Verkennung des Krankheitsbildes ist es schon öfter zu überflüssigen Operationen gekommen. Wenn bei einem Furunkel im äußeren Gehörgange die tieferen Cutisschichten beteiligt sind, treten Schmerzen auf, die sich allmählich steigern, nach verschiedenen Richtungen ausstrahlen und schließlich so heftig werden können, daß sie den Schlaf rauben und den Kranken ganz herunterbringen; Kaubewegungen werden oft so schmerzhaft empfunden, daß nur flüssige Nahrung genommen wird. Fremdkörper im äußeren Gehörgange können, wenn sie scharfe Kanten haben oder aufquellen, ebenfalls Schmerzen erzeugen. Die akute Entzündung des Trommelfelles beginnt mit heftigen, stechenden, ausstrahlenden Schmerzen, beim Erscheinen der Blasen auf dem Trommelfelle lassen die Schmerzen nach. Kommt es zur Abscedierung, steigern sich die Schmerzen besonders nachts zur Unerträglichkeit bei zeitweisen Intermissionen und setzen schließlich den Kräftezustand des Kranken herab.

Die akute Mittelohrentzündung beginnt meist mit stechenden, nach Scheitel und Hals ausstrahlenden Schmerzen, denen manchmal ein Gefühl des Verlegtseins vorausgeht; die Schmerzen steigern sich meistens abends und nachts und werden bei Tag geringer, Husten, Niesen, Schlucken verstärkt die Schmerzen, oft ist der Warzenfortsatz druckempfindlich. Bei eitrigem Charakter der Mittelohrentzündung sind die Schmerzen in der Regel intensiver, von klopfender, bohrender Art und können den Kranken derart mitnehmen, daß er einen schwerkranken Eindruck macht; der Schmerz sucht seinesgleichen (Hasslauer). Kommt es zur Perforation des Trommelfelles, tritt plötzlich ein heftiger, stechender Schmerz auf, gleichzeitig mit lautem Krachen, rasch gesellt sich ein mehr oder minder lästiges Brausen und Zischen im Ohr dazu. Bei akuter Mastoiditis treten starke spontane Schmerzen auf mit Remissionen und Exazerbationen, dabei besteht Perkussions- und Druckempfindlichkeit am Warzenfortsatze, und zwar an der fovea mastoidea an der Spitze des Warzenfortsatzes und an dessen hinterem Rande.

Caries des Schläfenbeins setzt heftige Schmerzen, die nachlassen, wenn der Eiter seinen Weg nach außen findet, dagegen hartnäckig bestehen bleiben unter dem Einflusse von Sequestern (Politzer, Hasslauer). Chronische Mittelohrentzündungen machen mitunter bei Eiterverhaltungen Kopfschmerzen.

Im Munde, am weichen Gaumen und im Rachen rufen entzündliche und Geschwürprozesse Schmerzen hervor; besonders intensiv sind sie bei einer Phlegmone am Mundhöhlenboden; die Kranken leiden oft lieber Hunger, als daß sie durch die Nahrungsaufnahme die an sich unerträglichen Schmerzen steigern.

Wenn Schmerzen Erkrankungen der Atmungswerkzeuge begleiten, ist in erster Linie an eine Mitbeteiligung der Pleura zu denken, wie es ja am sinnfälligsten zutage tritt, wenn ein ursprünglich zentraler Lungenprozeß sich gegen die Peripherie ausbreitet und die Pleura ergreift. Krehl und andere sind wohl der Meinung, daß Lungenkrankheiten auch mit Schmerzen verlaufen können, ohne daß die Pleura mit inbegriffen ist. Schmidt dagegen gibt zur Differentialdiagnose an: wenn sich große Dämpfungsbezirke in der Lunge ganz ohne Spontanschmerzen und ohne Druckempfindlichkeit entwickeln, ist eher der Schluß berechtigt, daß es sich nicht um einen Entzündungsprozeß, sondern um ein Neoplasma, einen Echinococcus oder dergleichen, handelt; der Durchbruch eines Empyems macht intensive Schmerzen, während die plötzliche Entleerung einer Kaverne schmerzlos verläuft. Bei diffuser Pleuritis treten spontane und Druckschmerzen auf, meist in der Axillarlinie vom fünften Intercostalraum nach abwärts, bei Lokalisation der Erkrankung auf den Bereich der Oberlappen kommt es zu Schulterschmerzen. Das Diaphragma bildet nach einem Ausspruch Schmidts gewissermaßen die Brücke, auf welcher thorakale Entzündungsprozesse auf das Abdomen übergreifen; daher kommt es, daß bei Pleuritiden auch Bauchschmerzen sich finden können. Eine Lungenspitzenpleuritis kann bei Jugendlichen die Ursache langdauernder Interscapularschmerzen sein. Rennen sagt, bei Schmerzen in der Magengegend ist, wenn sich keine Funktionsstörungen finden, an die Möglichkeit einer Pleuritis, namentlich einer Pleuritis diaphragmatica zu denken. Bei einer Erkrankung der linken Pleura können Schmerzen in der Herzgegend auftreten, was zu diagnostischen Schwierigkeiten führen kann (Schmidt); bei Ergüssen in den Pleuraraum kann es mitunter zu Schulterschmerzen auf der befallenen Seite kommen; bei trockener Pleuritis setzen die Schmerzen oft ein beim Atmen und Husten; diese Schmerzen können oft schwer zu unterscheiden sein von neuralgischen, beziehungsweise Wurzelschmerzen und Gürtelschmerz der Tabiker, von Schmerzen, die ihren Sitz in der Muskulatur haben; bei diesen tritt auch eine Exazerbation bei der Atmung auf, auch dem Charakter nach sind sie den pleuritischen ähnlich, es findet sich aber eine lokale Druckempfindlichkeit der Muskulatur, während sich bei Nervenschmerzen Nervendruckpunkte ergeben (Matthes).

Bei Lungentuberkulose sind die Schmerzen auch oft umschrieben am Sitze der Pleuraaffektion, im Beginn wird oft ein Brennen, ein Druckgefühl oder ein stechender Schmerz empfunden. Ist der primäre Herd subpleural, kommt es beim Sitz in den Lungenspitzen oft zu typischen Schulter- und Rückenschmerzen; neu auftretende Herde kündigen sich durch plötzliche Schmerzen an, was besonders wichtig ist, wenn gleichzeitig ein Temperaturanstieg erfolgt. Manchmal ist im Beginn der Erkrankung die Abgrenzung gegenüber rheumatischen Schmerzen nicht leicht. Ist der primäre Herd in der Nähe des Mediastinums, treten Herzschmerzen auf und lästiges Druckgefühl unter dem Sternum, letztere Schmerzlokalisation läßt an eine Mitbeteiligung der Bronchialdrüsen denken. Die Herzschmerzen können in diesem Falle eine Pericarditis vortäuschen. Liegt der primäre Herd in der Nähe des Zwerchfells, tritt Stechen in den Flanken auf.

Bei Lungentuberkulose finden sich eine Reihe mehr oder weniger typischer Druckpunkte, vor allem über dem musculus cucullaris (oft schon im Beginne der Erkrankung), zwischen den Köpfen des musculus sternocleidomastoideus, im Schnittpunkte der verlängerten zehnten Rippe und der Parasternallinie, über dem plexus cervicalis und dergleichen. Erhöhte Druckempfindlichkeit soll zur Zeit der Menses nach Maendl auftreten. Spontane und Druckschmerzen können gesteigert werden durch großen Feuchtigkeitsgehalt der Luft, Witterungswechsel und bei alten Adhäsivprozessen durch rasche intensive Bewegung. Durch Tuberkulininjektionen werden die Schmerzen verstärkt, auch bei Drüsentuberkulose. Im allgemeinen werden die mit Schmerzen einhergehenden Prozesse als prognostisch günstiger angesehen (Schick).

Unter den Schmerzen, die durch Erkrankungen des Zirkulationsapparates hervorgerufen werden, nehmen die Aortalgie und die Angina pectoris den ersten Platz ein. Ortner scheidet diese beiden Schmerzarten scharf hinsichtlich Ätiologie und Erscheinungsform; nach ihm tritt die Angina pectoris auf bei Erkrankungen der Herzarterien und ihrer Nerven, während die Aortitis auf eine Aortenerkrankung im engeren Sinne zurückzuführen ist. Im klinischen Bilde treten die Schmerzen bei letzterer retrosternal auf, manchmal mit Ausstrahlung in den linken Arm und Hals, sie werden bei körperlicher Anstrengung stärker und schwinden bei Ruhe und sind nicht von Angstgefühlen begleitet; bei der Angina pectoris, die durch eine Ischämie des Herzmuskels zustande kommt, tritt lebhaftestes Angstgefühl und Todesahnen auf, auch bei vollkommener Ruhe, auch nachts. Andere, wie Schmidt, identifizieren beide Begriffe und fassen die Erkrankungen des Aortenrohres und der Kranzgefäße in ein Bild zusammen, die Angina pectoris ist dann nur eine besondere Form der Aortalgie.

Die Erkrankung der Aorta kann bedingt sein durch entzündliche degenerative Prozesse der Aortenwand, durch dauernde oder vorübergehende allgemeine oder lokale Mehrbelastung der Aortenwand von innen oder durch Überdehnung und Erweiterung der chronisch entzündlich veränderten Wand (Aneurysma); neuropathische Belastung spielt auch bei diesen Schmerzformen eine große Rolle. Jagič unterscheidet folgende Arten des Herzschmerzes: 1. Coronarstenocardie mit anatomischen Veränderungen an den Kranzgefäßen, zum Beispiel bei Lues oder Arteriosklerose und eine solche mit funktionellen Störungen in Form vasomotorischer Krampfzustände; 2. Aortalgie als neuralgische Form bei Aortendehnung (Aortitis, Atherom); 3. Herzdehnungsschmerz bei plötzlicher Dilatation (analog zu setzen den Schmerzen bei Stauungsleber); 4. Schmerzen im Verlaufe einer akuten oder chronischen Myocarditis; 5. Perikarditische Schmerzen. Die differentialdiagnostische Unterscheidung dieser Gruppen bietet Schwierigkeiten.

Bleier fand, daß Schmerzen vom Charakter der Angina pectoris auch durch anderweitige Ursachen hervorgerufen werden können, und zwar: 1. durch Zwerchfellhochstand, 2. durch Hyperazidität, 3. durch allgemeine Nervosität. Daß es eine funktionelle Aortalgie, eine falsche Angina pectoris bei Neuropathen ohne anatomische Grundlage geben kann, eine Pseudoangina, ist eine bekannte Tatsache; Schmidt nennt sie die possenhafte Parodie auf die Tragödie der echten Form; sie ist in ihrer Auslösung unberechenbar, während bei der echten Angina pectoris mit Sicherheit der Einfluß gewisser Momente erwartet werden kann. Die Differentialdiagnose kann großen Schwierigkeiten begegnen und oft längerer Beobachtung und gründlicher Untersuchung bedürfen; oft findet sich doch mit der Zeit auch für diese scheinbar funktionelle Form eine anatomische Grundlage. Auch chronischer Nikotinmißbrauch macht ähnliche Bilder.

Auslösende Ursachen für die anfallsweise auftretenden Aortalgien bilden alle Momente, welche eine Erhöhung des Blutdruckes bewirken, vor allem Muskelarbeit, zum Beispiel schnelles Gehen, Stiegensteigen, horizontale Körperlage (daher treten nachts öfter Anfälle auf), während Aufsitzen Erleichterung schafft, abnormaler Füllungszustand von Magen und Darm, vor allem Meteorismus und Obstipation, zu reichliche Mahlzeiten, Alkohol, Nikotin, Kälte (kaltes Schlafzimmer, kaltes Bett, Wenckebach), psychische Erregungen jeder Art, auch Coitus, Schmerzzustände in anderen Organen, die den Blutdruck steigern. Pal meint, daß bei Coronarsklerose die anatomischen Veränderungen eine Anfallsbereitschaft bedingen. Bei Fortschreiten des Erkrankungsprozesses nimmt die Dauer der schmerzfreien Intervalle ab. Schmidt stellt hinsichtlich der Schmerzlokalisation 7 Typen auf: 1. den retrosternalen symmetrischen, 2. den linksseitigen cardialen, 3. den rechtsseitigen thorakalen (sehr selten), 4. den dorsalen, 5. den epigastrischen und abdominellen, 6. den Typus inversus, der peripher beginnt und über dem Sternum endigt, 7. den rein peripheren Typus. Beim retrosternalen Typus besteht im Anfange oft nur eine schmerzhafte Beklemmung, ein Gefühl des Zusammenschnürens, pflanzt die Entzündung sich fort, steigert sich der Schmerz und strahlt aus längs der Gefäß- und Nervenbahnen, so daß Drehen des Kopfes und Heben des Armes schmerzhaft empfunden werden, der plexus brachialis ist oft druckempfindlich. Geht der Schmerz von der aorta ascendens aus, wird er im unteren Teile des Sternums empfunden, bei Erkrankung des Aortenbogens besteht ein schmerzhaftes Druckgefühl über dem Manubrium, von der Aorta descendens gehen dorsale, interscapulare Schmerzen aus, von der Bauchaorta Schmerzen in der linken Lendengegend oder im Epigastrium; Schmerzen, die durch Coronarsklerose bedingt sind, werden in der Herzgegend oder unter dem linken Rippenbogen empfunden, ausstrahlend in das Abdomen; der Schmerz kann nur als Druck, als ein Zerren, Brennen, Schneiden empfunden werden, er kann aber auch sehr heftig und quälend werden. Bei Coronarsklerose steigern sie sich derart, daß ausgesprochenes Vernichtungsgefühl und Todesangst auftritt, dabei ist das Gesicht blaß, schmerzverzerrt und schweißbedeckt, der Atem stockt, der Puls ist klein, beschleunigt, oft kommt es zum Kollaps mit Übelkeiten, Erbrechen, Zittern (Schmidt, Matthes, Krehl, Lenzmann).

Objektiv nachweisbar ist oft schon als erstes Symptom eine Druckempfindlichkeit des Plexus brachialis, die auch in der anfallsfreien Zeit häufig zu finden ist, manchmal auch eine Druckempfindlichkeit der Nervenstämme im linken sulcus bicipitalis (Schmidt). Eine sehr beachtenswerte Tatsache ist, daß nach Erstarrung der Wand der Kranzarterien die stenocardischen Anfälle aufzuhören pflegen (Krehl).

Bei chronischer Aortitis haben die Schmerzen einen intermittierenden Charakter mit Auftreten von Paroxysmen, sie haben ihren Sitz meist retrosternal und strahlen in beide Schultern, Arme und Interscapularraum aus, bei dem asymmetrischen Typus wird vorzugsweise die linke Körperhälfte befallen.

Bei aneurysmatischer Erweiterung der Aorta kommt es durch Druck des Aneurysmensackes auf sensible Nerven zu andauernden Schmerzen, die zeitweise exazerbieren können gelegentlich von Nachschüben des Entzündungsprozesses der Aortenwand. Die Lokalisation erfolgt nach der Lage des Aneurysmas infraclavicular, in der Mohrenheimschen Grube, im Rücken (Gegend der linken Scapula), in der fossa supraspinata, auch retrosternal in Schultern und oberen Extremitäten. Schulterschmerzen treten oft als Initialsymptome auf und können zu Verwechslungen mit rheumatischen Schmerzen führen, was zu einer falschen, den Zustand schädigenden Behandlung führen kann. Eine bestimmte Seitenlage wird meistens schlecht vertragen wegen Dislokation des Aneurysmasackes und Zug an den periaortitischen Adhäsionen; Husten, Niesen und der Schluckakt beeinflussen die Schmerzen ungünstig. Diese werden als pulsierend geschildert, als schießend, mit Nadeln stechend, als Anbohren, fast immer werden sie in die Tiefe verlegt. Begleiterscheinungen sind die bekannten Aneurysmasymptome (Schmidt). Aortenklappenaffektionen, sowie Fälle von Myocarditis können Schmerzen von der Art der Aortalgie hervorrufen.

Das schwierigste und umfangreichste Kapitel der Symptomatik der Schmerzen ist dasjenige der Bauchschmerzen; die Möglichkeiten der Schmerzentstehung in diesem Körperabschnitte sind so mannigfaltig, daß es unmöglich ist, alle aufzuzählen und zu behandeln. In möglichst erschöpfender Weise ist diese Frage von Ortner in seiner klinischen Symptomatologie innerer Krankheiten bearbeitet worden, in der er den Bauchschmerzen einen ganzen Band gewidmet hat; sie nimmt auch in allen Lehr- und Handbüchern der Differentialdiagnostik innerer Krankheiten einen breiten Raum ein. Bauchschmerzen sind ein außerordentlich vielseitiges Symptom, dem große diagnostische Bedeutung zukommt, sie sind oft das erste Krankheitssymptom, das bei richtiger Deutung dem Arzt den Weg weisen kann. Es gibt aber, wie Ortner betont, spontane, im Abdomen lokalisierte Schmerzen, die unserem diagnostischen Wissen Hohn sprechen; es muß vor allem festgehalten werden, daß die einem Organ zukommenden Schmerzen nicht immer typisch lokalisiert sind, sondern daß durch Organverlagerungen die Schmerzen oft einen atypischen Sitz haben. Bei anfallsweise auftretenden kolikartigen Schmerzen, wie immer sie im Bauche lokalisiert sind, muß man zum Beispiel an eine Periappendicitis denken, der Wurmfortsatz kann an alle möglichen Stellen verlagert und dort durch Adhäsivprozesse fixiert sein, eine verlagerte Niere kann anderseits die Quelle von Schmerzen in der Ileocoecalgegend bilden; Schmerzen wandern auch oft von einer ursprünglichen Ausgangsstelle in mehreren Tagen über den ganzen Bauch (Ortner). Mit nicht genug Nachdruck muß hervorgehoben werden, daß besonders bei den Bauchschmerzen die individuelle Empfindlichkeit sehr in Betracht kommt und daß gerade diese Schmerzen in allen ihren Spielarten funktionell bedingt sein können. Mäßige Schmerzen, zum Beispiel Hungerschmerzen bei Magenleere, gehören in die physiologische Breite.

Von vielen Seiten wird, wie früher ausgeführt, die Meinung vertreten, daß Erkrankungen und Läsionen der inneren Organe an sich schmerzlos verlaufen und die Schmerzen nur dann auftreten, wenn das spinal innervierte wandständige Blatt des Bauchfelles mitbeteiligt ist. Karewski vertritt die Ansicht, daß dann, wenn die von den sympathisch innervierten Organen ausgehenden Reize nicht den Grad erreichen, der zur Sensibilisierung des Sympathicus notwendig ist, Krankheiten daselbst schmerzlos verlaufen, daß aber Schmerzen entstehen, sobald die Reizschwelle überschritten wird, die dann in die kommunizierenden spinalen Bahnen irradiieren.

Schmidt unterscheidet drei Arten von Schmerzphänomenen im Abdomen, und zwar 1. lokale Spasmen in muskulären Schlauchsystemen (Hohlorganen), 2. lokale Überdehnung ihrer Wandungen oder des Organs im ganzen, 3. Entzündungsprozesse in der serösen Umhüllungsmembran. Brüning und Buchholz trennen die Eingeweideschmerzen in Kontraktions- und Blähungsschmerzen, die auch gleichzeitig auftreten können. Kontraktionsschmerzen werden ausgelöst durch spastische Kontraktionen, die ihrerseits hervorgerufen sind durch einen pathologischen Inhalt; diese Schmerzen werden, solange das Peritoneum parietale nicht mitbeteiligt ist, stets in der Gegend des übergeordneten sympathischen Ganglions lokalisiert, nie aber am Orte ihrer Entstehung; Kontraktionsschmerzen des Darmes werden stets etwas oberhalb des Nabels in der Tiefe des Oberbauches empfunden, identisch mit der Lage des Ganglion coeliacum (Schmerzzentrale nach Brüning). So wird bei einer Appendicitis im Beginn der Schmerz meist nicht in die Blinddarmgegend, sondern in die Nabelgegend lokalisiert; erst bei Mitbeteiligung des Peritoneum parietale beschränkt sich der Schmerz auf die Blinddarmgegend. Der Blähungsschmerz kommt zustande infolge Auftreibung durch Gase, Dehnung und Zerrung des Mesenteriums, allenfalls durch Druck, zum Beispiel der geblähten Darmschlinge auf das parietale Peritonealblatt, dieser Schmerz tritt periodisch auf und wird lokalisiert am Orte der Auslösung; es tritt mit der Zeit eine Art Gewöhnung ein mit allmählicher Abstumpfung. Der peritonitische Schmerz ist kontinuierlich und wird lokalisiert am Orte der Auslösung. Dem Druckschmerze, welcher als diagnostisches Hilfsmittel herangezogen wird, kommt keine zu große Bedeutung zu, bei seiner Wertung ist allenfalls die Indolenz, Hypersensibilität, Autosuggestion, Simulation und Dissimulation des Kranken in Rechnung zu stellen und weniger der verbale als der mimische Schmerzausdruck zu beachten, auch muß die Prüfung bei Ablenkung der Aufmerksamkeit vorgenommen werden (Buchholz). Loewen schlägt zur Erhärtung der Differentialdiagnose die segmentäre Schmerzaufhebung durch paravertebrale Novokaininjektionen vor. Franke erwähnt mit Recht, daß bei Intercostal- beziehungsweise Lendenneuralgien, wie sie nach Influenza oft vorkommen, nicht selten diagnostische Irrtümer begangen werden, die auch der Anlaß unnötiger Operationen werden können.

Ich werde im folgenden in Kürze die hauptsächlichsten Krankheitsprozesse, welche Bauchschmerzen hervorrufen, anführen und die Art der durch sie erzeugten Schmerzen schildern und dann eine kurze Übersicht der Schmerzlokalisationen in den verschiedenen Regionen des Abdomens anfügen.

Gastralgien sind im allgemeinen funktionell nervösen Ursprungs und werden ausgelöst durch geistige Anstrengung, psychische Erregung oder sexuelle Exzesse, sie können auch Teilerscheinungen von Anämie oder von Stoffwechselerkrankungen, vor allem Diabetes und Gicht oder die Folge chronischen Nikotinmißbrauches sein; sie kommen auch vor bei Gefäß- oder organischen Nervenkrankheiten, wie Tabes und multiple Sklerose (Schmidt). Schütz verneint das Vorkommen funktioneller Gastralgien, während Matthes sie zwar anerkennt, aber sehr einengt und erst nach Ausschluß aller anderen Möglichkeiten gelten lassen will. Er gibt aber zu, daß chronische Magenbeschwerden in sehr vielen Fällen psychisch entstehen. Manche betrachten sie als Schmerzhalluzinationen. Ortner betrachtet als Charakteristikum der nervösen Gastralgien die Launenhaftigkeit im Auftreten der Schmerzen und die Beeinflußbarkeit durch psychische Momente. Die Schmerzen sind kolikartig, das heißt krampfhaft, mit Exazerbationen und Remissionen, in das Epigastrium, lokalisiert, im allgemeinen nicht ausstrahlend und treten gewöhnlich unmittelbar nach der Mahlzeit auf, die funktionell bedingten Schmerzen zeichnen sich vor den organisch bedingten dadurch aus, daß sie durch Körperlage und Erschütterung nicht beeinflußt werden, ebensowenig von diätetischen Agentien. Gastralgien sind meistens begleitet von Aufstoßen und Erbrechen. Bei Diabetes kommt es zu Krisenattacken, ähnlich den tabischen, die sehr heftig sind und oft Tage lang dauern. Bei chronischem Nikotinismus treten oft bohrende, brennende Magenschmerzen auf.

Bei Hyperacidität und Hypersekretion besteht oft ein Gefühl der Völle, ein Brennen in der Magengegend, beziehungsweise ein diffus brennender Schmerz im Epigastrium, besonders nach dem Essen, oft auch nachts. Bei Achylie sind die Schmerzen ähnlicher Art, meist sehr intensiv und kommen im Anschluß an die Nahrungsaufnahme. Schur findet den Unterschied zwischen Hyperaciditätsschmerzen und Schmerzen bei Magengeschwüren darin, daß erstere mit Aufstoßen saurer Massen und Sodbrennen verbunden sind, letztere mehr kolikartig und intensiver auftreten.

Beim Magengeschwür sind die Schmerzen, sowohl die spontanen als die Druckschmerzen, asymmetrisch lokalisiert und zwar links vorne knapp unter dem Rippenbogen, oft findet sich ein Gegenpunkt der Druckempfindlichkeit links hinten neben der Wirbelsäule in der Höhe des 12. Brust- oder 1. Lendenwirbels; die Schmerzen strahlen aus gegen den linken Rippenbogen, der Schmerz tritt oft nachts auf, sein Verhältnis zur Nahrungsaufnahme ist wechselnd, oft ist er als Spätschmerz zu bezeichnen, da er sich erst einige Stunden nach der Mahlzeit einstellt (Matthes), es besteht Wundschmerz des Magens (Ortner) oder ein diffuser Druck im Epigastrium, „als ob ein Stein im Magen läge" (Schmidt), dann wieder ist der Schmerz schneidend, stechend, nagend, die Intensität ist verschieden, auf der Höhe des Schmerzanfalles wird besonders die linke Seitenlage schmerzhaft empfunden, beim Gehen wird eine vorgebeugte Haltung eingenommen, die Kranken pressen die Hände auf den Bauch, legen sich auf den Bauch, kauern sich zusammen, der Schmerz wird stärker beim Husten und Pressen, durch Genuß blähender oder reizender Speisen (Gewürze), sowie durch Hunger; Nahrungsaufnahme wirkt beruhigend, ebenso Zufuhr säurebindender Arzneimittel (Porges, Krehl). Matthes beschreibt als Headsche Zone eine Hauthyperästhesie am Rücken neben der Wirbelsäule in der Höhe des 12. Brustwirbels. Schur führt die Druckschmerzen auf eine entzündliche Schwellung der regionären Lymphdrüsen zurück.

Pylorusstenose, die bedingt sein kann durch narbige oder entzündliche Veränderungen, durch Neubildungen oder durch Muskelspasmen, bringt krampfartige, zusammenziehende Schmerzen hervor, „als ob etwas in der Magengegend lebendig wäre“ (Schmidt), daneben bestehen Rollen, Gurren und Plätschergeräusche im Magen und Erbrechen, die Magenkonturen werden sicht- und fühlbar. Die Schmerzen treten mit einer gewissen Regelmäßigkeit 2 bis 3 Stunden nach dem Essen auf, oft auch nachts, die Schmerzanfälle dauern 2 bis 3 Stunden, die Schmerzen strahlen häufig in die rechte Schulter aus (Ortner) und verschlimmern sich durch rechte Seitenlage, die Pylorusgegend ist auf Perkussion und Palpation sehr empfindlich.

Auf das Bestehen eines Magenkrebses weisen oft Schmerzen schon im Frühstadium hin, bevor die objektive Untersuchung noch Aufschluß darüber bringt. Die Intensität der Schmerzen ist geringer als bei der Pylorusstenose, im allgemeinen ist eine gutartige Pylorusstenose im Durchschnitt schmerzhafter als eine maligne (Schmidt), manchmal sind aber auch die initialen Schmerzen schon intensiv. Gewöhnlich äußern sich die Schmerzen als Druckgefühl im Epigastrium und strahlen in Lenden- und Kreuzgegend aus, sie folgen der Nahrungsaufnahme meist nach $^1/_2$ bis 2 Stunden, oft stellen sie sich nachts ein, durch rechte Seitenlage werden sie verschlimmert.

Enteralgien, hervorgerufen durch Dünn- und Dickdarmkatarrh, chemisch-toxisch oder mechanisch reizende Nahrung, abnorm große Quantitäten oder extreme Temperatur der Speisen sind sehr häufig; nach Ortner betragen sie die Hälfte aller scheinbaren Magenkrämpfe, die Schmerzen sind meistens im Colon gelegen und unterscheiden sich von anderen Koliken durch den wandernden Charakter (sie laufen von rechts nach links ab) und durch ihre verhältnismäßige Kürze; sie setzen plötzlich ein, erreichen rasch die Höhe und schwellen bald wieder ab, die Dauer des Anfalles beträgt häufig nur Minuten; sie sind oft sehr heftig, kneifend, gehen mit Kollern und Gurren einher, Wärme und mäßiger Druck lindern sie, daher oft Zusammenkauern im Anfalle, mit dem Abgang von Stuhl und Winden hören sie auf; der leere Darm ist schmerzlos, der beschickte Darm ruft sofort wieder Schmerzen hervor. Lokal besteht Druckempfindlichkeit (Ortner). Es gibt zweifellos auch nervöse Darmkoliken (bei psychischen Erregungen, Prüfungen). Bei Darmstenosen, seien sie benigner oder maligner Natur, setzen die Kolikanfälle ganz plötzlich mit größter Intensität ein und führen oft zu Kollapserscheinungen. Bei einfachen Darmkoliken kann ein Kollaps nur bei sehr überempfindlichen Menschen erfolgen. Darmparasiten können geringgradige, diffuse kolikartige Schmerzen hervorrufen (Ortner).

Darmgeschwüre, besonders tunerkulöser Genese, können zu Schmerzen im Epigastrium oder in der Nabelgegend führen, die krampfartig sind, bald nach dem Essen auftreten; Speisen, welche die Peristaltik stark anregen, vermehren die Schmerzen, bei Dysenterie kommt es zu heftigsten kolikartigen Bauchschmerzen. Oehlecker und Stohr haben das Auftreten von Schulterschmerzen beim Durchbruch von Magen- und Duodenalgeschwüren beschrieben, die von großer Intensität sind.

Bei Duodenalgeschwüren bestehen die Schmerzanfälle oft durch viele Jahre, sie treten in großen Intervallen auf, ohne erkennbare Ursache, mehr in der kälteren Jahreszeit und verschwinden dann plötzlich wieder; die Schmerzen treten als Nüchternschmerzen auf, meist 2 bis 5 Stunden nach der Nahrungsaufnahme, oft erst nach Mitternacht, Nahrungszufuhr bessert; sie werden in das Epigastrium verlegt und sind meist sehr intensiv, häufig findet sich ein Druckpunkt mehr nach rechts, so daß Verwechslungen mit Gallenblasenaffektionen vorkommen können. Die Schmerzen verdanken ihre Entstehung der oft vorhandenen Hypersekretion und dem durch diese ausgelösten Pylorospasmus (Matthes, Ortner).

Beim Darmverschluß tritt plötzlich aus voller Gesundheit ein überwältigender Schmerz von derartiger Intensität ein, daß der Kranke angsterfüllt den Tod herannahen sieht und einen schwerkranken Eindruck macht, der Schmerz bleibt mit gleicher Stärke konstant; zum Unterschied von dem gleichstarken Perforationsschmerze fehlt beim Strangulationsschmerz die Druckempfindlichkeit.

Zu den häufigsten Bauchschmerzen gehören die vom Wurmfortsatze ausgehenden; diese Schmerzen gliedern sich in zwei Komponenten, die Schmerzen, die aus der lokalen Peritonitis resultieren, und die Kolikschmerzen. Im Frühstadium besteht lokale Druckempfindlichkeit, Kolikschmerz und Muskelspannung. Der Ausgangspunkt der spontanen Schmerzen ist durch die Lage des Wurmfortsatzes bedingt, sie können bei Verlagerung der Appendix in die Nieren- oder Gallenblasengegend oder in das kleine Becken verlegt sein (Morawitz); meist wird der Schmerz diffus in der Nabel- oder Unterbauchgegend empfunden, selten ist ausgesprochene Rechtsseitigkeit des Schmerzes erkennbar mit Ausstrahlung in die rechte Kreuz- und Lendengegend; durch die begleitende Peritonitis beziehungsweise Periappendicitis wird die Lokalisation der Lage des Wurmfortsatzes entsprechend. Kommt es zur Abszeßbildung, steigert sich die Druckempfindlichkeit derart, daß die leiseste Berührung schmerzhaft empfunden wird, tritt die Bauchpresse in Aktion, verstärken sich die Schmerzen, besonders bewirken Kontraktionen des rechten Ileopsoas Schmerzen in der Ileocoecalgegend (Schenkelphänomen), Schmerzen beim Anziehen der Schuhe sind oft das erste Alarmsignal (Schmidt). Normalerweise besteht die Druckempfindlichkeit des Mac Burneyschen Punktes, der sich mit dem Charcotschen Punkte ziemlich deckt, was irrtümlich zur Diagnose Hysterie führen kann (Matthes). Der akute Anfall geht mit Fieber einher. Bei Hysterie kann es zu ganz gleichen Erscheinungen kommen, doch ohne Temperatursteigerung, dabei finden sich hysterische Stigmata. Eschbaum meint, bei Bauchkoliken kann oft Verwechslung zwischen Appendicitis, Gallenstein- und Nierensteinkoliken, Pleuritis diaphragmatica und Tabes vorkommen; Peiper fand Verwechslungen mit basaler rechtsseitiger Pneumonie und bei Kindern mit Nabelkoliken. Rheindorf behauptet, daß Oxyuren das Bild der chronischen Appendicitis machen können.

Die Bleikolik kommt vorwiegend bei besonders überempfindlichen Individuen vor und äußert sich in plötzlich einsetzenden Kolikanfällen, die im Epigastrium und Nabelgegend oder diffus lokalisiert sind und selten ausstrahlen. Blähende Speisen und Nikotin lösen die Schmerzen aus, die regelmäßig, oft mit längeren Intermissionen auftreten. Es finden sich dabei die übrigen Erscheinungen der chronischen Bleivergiftung.

Bei malignen Neubildungen des Darmes treten oft Schmerzen als Frühsymptom auf zu einer Zeit, wo objektiv noch kein Befund zu erheben ist. Bei Dickdarmneoplasmen gestatten die Schmerzen oft die Lokalisation, auf der Höhe der Schmerzkurve wird der Schmerz aber mehr diffus oder in Nabel- und Kreuzgegend lokalisiert mit Ausstrahlung in den After. Die Schmerzlage wechselt je nach dem Sitz der Neubildung, bei Beteiligung der Flexura sigmoidea ist sie linksseitig. Lokale Empfindlichkeit entsteht auch bei Kontraktion der Bauchmuskeln, sowie beim Genusse blähender Speisen. Die Zeit des Auftretens der Schmerzen hängt mit der Nahrungsaufnahme zusammen, gewöhnlich handelt es sich um ein Intervall von 3 bis 5 Stunden. Brucheinklemmungen jeglicher Art sind außerordentlich schmerzhaft infolge der vermehrten peristaltischen Bewegungen, die das Hindernis zu beseitigen streben. Bei Schmerzen im Epigastrium ist auch immer an die Möglichkeit einer Hernia epigastrica zu denken, die oft sehr starke Schmerzen macht, besonders nach der Nahrungsaufnahme infolge Zerrung des Netzes.

Besonders schmerzhaft sind alle Erkrankungen der Analgegend; zum Beispiel Fissuren; bei entzündlichen oder ulcerösen Prozessen kommt es beim Durchtritt der Kotmassen zu lebhaften Schmerzen; sehr unangenehm ist der Tenesmus bei den Mastdarmleiden, der unausgesetzte Stuhldrang.

Allgemeine akute Peritonitis ruft neben Bauchdeckenspannung intensive Bauchschmerzen hervor; sie können anhaltend in gleicher Stärke bestehen oder rhythmisch an- und abschwellend, dabei besteht ausgesprochene Schmerzempfindlichkeit bei tiefem Druck, besonders wird plötzlicher Wechsel des Druckes empfunden, worauf das Blumbergsche Zeichen beruht; nach dem Eindrücken läßt man plötzlich mit dem Drucke nach, augenscheinlich werden die Schmerzen dann durch das Wiederlösen der zusammengedrückt gewesenen Peritonealblätter hervorgerufen. Bei Perforationsperitonitis haben die Schmerzen einen plötzlichen und vernichtenden Charakter, als ob etwas gerissen wäre (Matthes).

Zu den quälendsten Schmerzen, die oft jahrelang bestehen, ohne richtig erkannt zu werden, gehören diejenigen bei Peritonitis adhaesiva. Es handelt sich um Zerrungsschmerzen, die als Residuum vorkommen nach entzündlichen Prozessen, die zu lokaler Peritonitis und damit zu Verwachsungen geführt haben. Diese Schmerzen sind abhängig von Körperlage und Bewegung, es kann durch Zerrung sowie durch Narbenzug zur Dislokation von Organen, zu Knickungen, Stenosierungen kommen. Die Schmerzen sind oft so stark und anhaltend, daß die Kranken ganz herunterkommen. Ich erinnere mich aus meiner Praxis an eine Reihe von Fällen, wo quälende Schmerzen dieser Art wiederholte Laparotomien verursachten. Die Diagnose ist häufig schwer zu stellen. Die Stuhlentleerung ist oft dabei nicht normal, gewisse Körperbewegungen steigern den Schmerz. Traumatische Verletzungen des Peritoneums sind an sich wenig schmerzhaft, sie werden es erst beim Auftreten von Entzündungserscheinungen.

Die von der Leber ausgehenden Schmerzen können bedingt sein 1. durch Krampf- und Dehnungszustände im Bereiche der Gallenwege, besonders der Gallenblase; 2. durch Dehnung der Leberkapsel; 3. durch Entzündungsprozesse an der Leberkapsel (lokale und diffuse Perihepatitis) (Schmidt).

Bei der Gallenblasenkolik ist der Ausgangspunkt der Schmerzen das Epigastrium, besonders dessen medianer Anteil unterhalb des rechten Rippenbogens. Vom Epigastrium strahlen die Schmerzen aus zur rechten Mamma, zur rechten Schulter und rückwärts bis zur Schulterblattgegend, bei besonders Erregbaren ist das Ausstrahlungsgebiet besonders groß. Der Kolikschmerz ist sehr intensiv, an- und abschwellend, wird als Zusammendrehen empfunden. Von ganz besonderer Intensität sind Gallensteinkoliken, deren krampfartiger Charakter den Höhepunkt erreicht, wenn es zur Ausstoßung des Steines kommt. Solche Gallensteinkoliken, die bei Frauen häufiger sind, beginnen mit Schüttelfrost und oft mit Temperaturanstieg.

Druckempfindlich ist vor allem die Gegend der Gallenblase, die Mittellinie des Epigastriums und die rechte Lendengegend. Hyperalgesie findet sich im Bereiche des rechten Schultergürtels, oft über dem musculus cucullaris und im Bereiche der Wirbelsäule zwischen dem 4. und 12. Brustwirbel. Bei Gallensteinkoliken werden oft die Kleider nicht vertragen. Die linke Seitenlage wird oft schlecht vertragen, Erschütterungen und Wirkung der Bauchpresse, Zwerchfellbewegungen steigern den Schmerz, der meist in den Mitternachtsstunden auftritt. Schmidt erwähnt, daß Konkrementbildung und neuropathische Konstitution meist koinzidieren. Ausnahmsweise können bei Erkrankungen der Gallenblase, besonders bei Pericholecystitis, auch Schmerzen, die nicht die Art der Kolikschmerzen haben, vorkommen. Dehnungsschmerz findet sich besonders bei Stauungsleber, derselbe wird als Druckgefühl im Epigastrium empfunden und irradiiert nicht, schmerzsteigernd wirken alle Momente, welche eine Mehrbelastung des Herzens bewirken, zum Beispiel Stiegensteigen, Perkussion der Leber wird schmerzhaft in der Linea alba empfunden. Bei Entzündung der Leberserosa kommt es zu stechenden Schmerzen. Schmerzen finden sich bei akuter Perihepatitis, Abszeß, Leberzysten, Lebercarcinom, Fett- und Amyloidleber, Gummen, akuter gelber Leberatrophie und akuter Phosphorvergiftung (Schmidt, Matthes, Ortner).

Pancrealgien zeigen sich in Schmerzen in der linken Hälfte des Epigastriums oder links vom Nabel oder auch in der linken Lendengegend, Druckempfindlichkeit ist nicht konstant, mitunter sind bei akuter Pancreatitis die Schmerzen sehr intensiv, geradezu vernichtend, zum Kollaps führend; Glass findet für die akute Pancreatitis charakteristisch eine quergestellte Resistenz im Oberbauch, die Schmerzen erinnern in ihrer Intensität an Gallenkoliken, doch dauern sie in gleicher Stärke an.

Schmerzen von der Milz aus stammen meistens von einer Perisplenitis; Splenalgien kommen auch vor bei Leukämie und bei Infektionskrankheiten, vor allem bei Typhus und Malaria. Die Schmerzen entstehen durch Dehnung der Milzkapsel und sind im linken Hypochondrium lokalisiert, durch Palpation läßt sich dann eine Vergrößerung des Organes nachweisen, Druck unterhalb des linken Rippenbogens wird schmerzhaft empfunden, auch ein solcher in den untersten Intercostalräumen, zeitweise treten Schmerzen in der Kreuzgegend oder in der linken Schulter auf. Die Schmerzen sind stechend und abhängig von der Atmung und anderen Zwerchfellbewegungen. Langsam sich entwickelnde Milztumoren, selbst wenn sie von beträchtlicher Größe sind, bereiten geringe Schmerzen, während rasch sich entwickelnde, zum Beispiel bei akuten Infektionskrankheiten, zu starken Schmerzen führen können. Nicht selten kommt es zu Verwechslungen mit Pleurodynien (Schmidt, Matthes).

Schmidt vergleicht hinsichtlich der Art der Schmerzen Nierenbecken, Ureter, Harnblase mit Gallenblase, Gallenwegen, Duodenum. Bei Nierenschmerzen ist zu unterscheiden zwischen solchen, die durch Erkrankung des Nierenparenchyms und Kapselspannung infolge der Organschwellung bedingt sind, und den Kolikschmerzen, die entstehen durch Verschluß der Abführungswege oder Hemmung des Harnabflusses und dadurch erzeugten Krampfzustand des Ureters und Dehnung des Nierenbeckens. Die ersteren Schmerzen sind dumpf, in die Tiefe der Flankengegend lokalisiert, nicht ausstrahlend, kontinuierlich; manchmal kommen entsprechend der variablen Lage des Organs ganz abnorme Lokalisationen vor; die Druckempfindlichkeit ist gewöhnlich am intensivsten in der Flankengegend im Winkel zwischen dem lateralen Rande des Erector trunci und der 12. Rippe und unterhalb der Gallenblase; mechanische Momente beeinflussen den Schmerz, die Lage auf der gesunden Seite löst eher Schmerzen aus, Erschütterungen jeder Art, Beklopfen der Nierengegend, Husten, tiefe Inspiration wirken schmerzerhöhend, ebenso das Ausstrecken des Oberschenkels, während dessen Beugung den Schmerz lindert; durch reichliches Trinken kann Zunahme der Schmerzen erfolgen, durch Harnentleerung die Intensität abnehmen. Derartige Nephralgien entstehen bei akuten und chronischen Nephritiden, bei Embolien der Nierenarterien (mit apoplektiformem Einsetzen), bei Tumoren und bei Blutungen ins Nierenlager, Nierenkoliken kommen vor in erster Linie bei Steinbildungen oder wenn ein Blutgerinsel den Ureter verstopft, auch bei Nierentuberkulose und Hydronephrosen; die Nierengegend ist auf Beklopfen empfindlich, der Schmerz strahlt in Blase und Genitalien aus, die höchste Druckempfindlichkeit findet sich rechts etwas höher als der Mac Burneysche Punkt, bei Steinkoliken kann man bisweilen den schmerzhaften Ureter als spulenförmige, druckempfindliche Resistenz tasten. Oft bestehen differentialdiagnostische Schwierigkeiten gegenüber Gallensteinkolik, Peritonitis und Ileus. Bei Wandernieren fehlt oft bei ganz abnormer Beweglichkeit jede Schmerzhaftigkeit, diese hängt in erster Linie von der Empfindlichkeit des Individuums ab, die Schmerzen lassen sich durch Pelottenfixierung sistieren. Bei Morbus Addisonii kommt es öfter zu heftigen Schmerzen im Oberbauch, meist verbunden mit gastrointestinalen Symptomen bei akutem Ausfall der Nebennierentätigkeit. Die Dehnungs- und Krampfschmerzen im Bereiche der Harnwege (Nierenbecken, Ureter) sind in der Regel kolikartig, meist mit paroxysmalem Einsetzen und irradiierend, sie kommen vor bei

Konkrementbildung, Knickungen und Torsionen, Blasencarcinom an der Uretermündung und bei Entzündungsprozessen. Die Schmerzen können besonders bei Pyelitis hinsichtlich des Ausgangspunktes zu Irrtümern führen, da sie oft in die Gallenblasen- und Ileocoecalgegend lokalisiert sind, sie strahlen aus in den gleichseitigen Oberschenkel, in Blase und Genitalien, sie werden oft provoziert durch Biergenuß oder saure Speisen, im Verlauf des Ureters ist Druckempfindlichkeit nachzuweisen, gleichzeitig besteht Harndrang und Harnverhaltung, die Kranken krümmen sich zusammen. Manchmal haben die Schmerzen aber keinen Kolikcharakter, sie äußern sich dann als Druckschmerzen in der Flankengegend und werden durch Seitenlage auf die entgegengesetzte Seite vermehrt. Fürbringer mißt dem Bazyschen pyelovesicalen Druckpunkte an der vorderen Bauchwand 2 bis 3 cm neben der Linea alba bei Pyelitis Bedeutung bei.

Blasenschmerzen sind abhängig von der Funktion der Blase; sie können verursacht sein durch katarrhalische oder ulceröse Veränderungen an der Blasenschleimhaut sowie durch Entzündungsprozesse im peritonealen Überzuge der Blase; eine akute Cystitis, besonders eine solche gonorrhoischen Ursprungs, kann zu den qualvollsten Leiden gehören, die intensivsten Schmerzen treten ein einerseits bei der stärksten Kontraktion gegen Ende der Harnentleerung und anderseits durch Dehnung bei dem höchsten Füllungszustande. Blasenverletzungen sind an sich nicht schmerzhaft, Vesicovaginalfisteln können ohne Schmerzen entstehen, auch Fremdkörper in der Blase lösen kaum einen Schmerz aus, solange keine entzündlichen Erscheinungen vorhanden sind (Lomer). Die Lokalisation der Schmerzen entspricht der Organlage, sie strahlen aus in Glans penis, Hoden, Leiste und Darm; je intensiver die Kontraktion und je intensiver der Reizzustand der Schleimhaut ist, desto intensiver sind die Schmerzattacken, starke Konzentration des Harnes, zum Beispiel bei Fieber, verstärkt den Schmerz, stets findet sich Druckempfindlichkeit über der Symphyse, daselbst lokalisiert sich auch ein allfälliger Dauerschmerz. Bei akuter Cystitis, besonders bei Erkrankung des Blasenhalses, tritt quälender Blasentenesmus auf; Urina spastica findet sich bei nervösen Menschen infolge psychischer Erregung, ein oft zu beobachtendes Symptom, vermehrter Harndrang bei der sogenannten reizbaren Blase nach Zufuhr von Getränken oder reizenden Speisen; schmerzhafter Urindrang kommt auch vor bei Entzündungsprozessen in der Nachbarschaft der Blase, vor allem bei Urethritis posterior gonorrhoischer Natur, auch an vesicale Krisen der Tabiker ist zu denken. Die Urethra ist an sich nicht schmerzempfindlich, doch ist der Katheterismus stets unangenehm, sehr oft schmerzhaft, kleine Verletzungen der Schleimhaut beim Katheterisieren verursachen beim Urinieren lebhafteste Schmerzen.

Eine sehr häufige Quelle von Schmerzen sind die weiblichen Geschlechtsorgane; doch ist nicht jeder Schmerz, der in diese Gegend lokalisiert wird, auf eine Erkrankung dieser Organe zurückzuführen, daselbst werden sehr häufig hysterische Schmerzen lokalisiert, durch deren Nichterkennung es nicht selten zu nutzlosen Operationen kommt, umsomehr, als diese Kranken oft selbst zur Operation drängen; ich habe wiederholt solche Kranke gesehen, narbenbedeckt nach Operationen, die den erwarteten Erfolg nicht gebracht haben. Die hysterischen Schmerzen bestehen oft jahrelang, wechselnd lokalisiert und mit wechselnder Intensität, sie zeichnen sich oft aus durch Massivität ihrer Erscheinung, durch die stark affektbetonte Art ihrer Äußerung und durch ihre psychische Beeinflußbarkeit, Momente, die ihre psychogene Herkunft nahelegen. Ich erinnere mich aus meiner Praxis an eine derartige Kranke, die jeden Abend von ihren Angehörigen Abschied nahm und an eine andere, die mich als jungen Arzt durch die Maßlosigkeit ihrer Schmerzäußerungen in große Sorge versetzte. Schmerzen, die durch organische Prozesse bedingt sind, werden meist schneidend, stechend, pochend empfunden und durch Ruhestellung gemindert, während bei Hysterie die verschiedenartigsten Sensationen auftreten. Erkrankungen, die in den Bauchdecken ihren Sitz haben, unterscheiden sich von denen der inneren Organe dadurch, daß alle Bewegungen, die eine Spannung der Bauchdecken bewirken, die Schmerzen steigern; Albrecht meint, Leib- und Kreuzschmerzen werden bei den Frauen nur im beschränkten Maße durch objektive Veränderungen der Genitalorgane hervorgerufen. Bei dysmenorrhoischen Beschwerden, die Stratz als Ovulationsschmerz zusammenfaßt, kommt es zu brennenden Schmerzen im Unterleibe, oft kontraktiler Art, die in die unteren Extremitäten ausstrahlen und psychisch beeinflußbar sind. Die Schmerzen werden individuell außerordentlich verschieden empfunden, wobei betont werden muß, daß Hysterische echte Schmerzen oft sehr gut ertragen. Die Schmerzen sind größtenteils kontraktiler Art wie die Wehenschmerzen mit rhythmischem An- und Abschwellen, dann kommen aber auch entzündliche Schmerzen vor mit veränderter Spannung der Gewebe und direktem Druck auf die Nervenenden sowie neuralgiforme.

An der Vulva und am Scheideneingang kommt es zu traumatischen Schmerzen beim Einreißen des Hymens und bei Dammrissen und anderen Verletzungen gelegentlich von Geburten, die Schmerzen treten sehr akut auf, klingen aber bald wieder ab, durch Berührung der Wundflächen mit Urin entsteht Jucken und Brennen;

starke Schmerzen verursachen Haematome der Labien, Furunkel und vor allem Entzündungen der Bartholinischen Drüsen; an deren Ausmündung sowie an der Urethralöffnung und in der Fossa navicularis treten bei Gonorrhoe lebhaft brennende und stechende Schmerzen auf. Die Vagina ist wenig empfindlich, oft wird über einen dumpfen Schmerz in derselben geklagt, wenn durch ein nicht passendes Pessar Druckgeschwüre erzeugt werden; Vaginismus in Form eines sehr heftigen kontraktilen Schmerzes findet sich manchmal bei geringfügigen Verletzungen, oft besteht bei Hysterie eine Hyperästhesie des Scheideneinganges und es kommt sogar bei solchen Kranken zum Vaginismus bei der bloßen suggestiven Vorstellung einer Berührung. Besonders schmerzhaft ist die Portio bei ihrer Dehnung während der ersten Geburtsperiode, reißt der Muttermund ein oder werden Incisionen gemacht, lassen die Schmerzen nach. Erosionen und Katarrhe der Cervix verursachen einen dumpfen tiefen Schmerz mit dem Gefühl der Schwere und Senkung (typischer Cervixschmerz). Befinden sich im Uterus Abortreste oder eine abgestorbene Frucht, kommt es zu dumpfen, ziehenden, dann kontraktilen Schmerzen; anhaltende Schmerzempfindung findet sich bei Myomen, Polypen und bei Endometritis; auch bei chronischer Metritis und Retroflexio uteri treten dumpfe Organempfindungen auf. Bei entzündlicher Affektion der peritonealen Hüllen kommt es zu intensiven Schmerzen, bei Para- und Perimetritis; besonders schmerzhaft sind Abszesse im Douglas, so daß die Kranken oft aufschreien, zu sehr starken, neuralgiform ausstrahlenden Schmerzen kommt es bei Gebärmutterkrebs.

Kontraktile Schmerzen zeigen sich mitunter in den ersten Schwangerschaftsmonaten, wenn der Inhalt des Uterus rascher wächst als seine Hüllen infolge Dehnung des Organs. Die Geburtswehen stellen sich periodisch ein, der Uterus kontrahiert sich, erschlafft und kontrahiert sich nach einer Weile neuerlich; im Beginn der Geburt sind die Intervalle länger und die Wehen kürzer, später verkehrt sich dieses Verhältnis. Im allgemeinen steht die Intensität der Wehen im Verhältnis zur Größe des zu überwindenden Widerstandes. Die Wehen überdauern die Geburt und leiten die Involution des Uterus ein. Im Geburtsbeginn werden die Wehen nur als unbestimmtes Drängen und Ziehen in der Kreuz- und Unterbauchgegend empfunden, später werden sie intensiver und machen sich als ziehende Schmerzen bemerkbar, die in der Kreuzbeingegend beginnen. Im weiteren Verlaufe der Geburt gesellt sich zum kontraktilen Wehenschmerz noch der Schmerz, den die Frucht durch Druck auf die im Becken verlaufenden Nerven hervorruft und jener, der durch die passive Ausdehnung und Zerrung der Weichteile verursacht wird, „wodurch das Geburtsgeschäft zur schmerzhaftesten physiologischen Funktion wird". Das Stadium incrementi beträgt im Mittel 15 bis 16, das der Akme 35 bis 36, das Stadium decrementi 32 bis 33 Sekunden. Die Wehen können nach zwei Richtungen krankhaft verändert sein: hinsichtlich ihrer Intensität und auch hinsichtlich des sie begleitenden Schmerzgefühls. So kann Wehenschwäche oft mit abnormer Schmerzhaftigkeit der Uteruskontraktionen einhergehen; bei zu schmerzhaften Wehen reicht der Wehenschmerz bis in die Wehenpause hinein, er kann auch diese überdauern, so daß der Schmerz kontinuierlich wird, manchmal sind auch die Nachwehen noch abnorm schmerzhaft, doch ist da schon an die Möglichkeit einer beginnenden puerperalen Erkrankung zu denken (Kleinwächter). Uterusrupturen, während der Geburt und instrumentell zustande gekommen, werden nicht immer schmerzhaft empfunden, erst wenn eine entzündliche Affektion des peritonealen Überzuges auftritt, werden die Schmerzen intensiv. Im Augenblicke der Ruptur hören die Wehen mit einem Schlage auf, was für die gerichtsärztliche Diagnostik eine besondere Bedeutung hat; es werden dann oft in das rechte Bein ausstrahlende Schmerzen beobachtet, die sich bald zu unerträglicher Höhe steigern und die auf die Bildung eines subserösen Haematoms zurückgeführt werden (Graff). Die große Wundfläche, die bei der Geburt normalerweise im Uterus entsteht, hat keine Schmerzen zur Folge, das Eingehen der Hand in die Uterushöhle zum Zwecke der Placentalösung ist aber infolge der Dehnung sehr schmerzhaft. Bei Hysterie können Attacken von falschen Wehen auftreten.

Ovarien und Tuben sind an sich unempfindlich, sie werden zur Schmerzquelle, sobald entzündliche Veränderungen auftreten, vor allem Exsudate und Adhäsionen im Sinne einer Perioophoritis, bei Ruptur einer Tubengravidität besteht oft kein oder nur ein geringer Schmerz, erst durch Kontraktion der Tube wird der Tubenabort schmerzhaft unter typischen kolikartigen Schmerzen; Pyosalpynxsäcke sind oft sehr schmerzhaft. Ovarialgeschwülste lösen oft keine Schmerzen aus, dagegen entstehen starke Schmerzen durch Stieltorsion infolge Dehnung der Gefäße und Nerven. Albrecht erwähnt, daß die Druckempfindlichkeit der Ovarien bei bimanueller Untersuchung individuell sehr verschieden ist (Lomer).

Die Bauchdecken werden schmerzhaft durch traumatische Einwirkungen; wenn Laparotomien per primam heilen, dauert die Schmerzempfindlichkeit 24 bis 48 Stunden, hält sie länger an, handelt es sich um eine Stichkanaleiterung oder Bauchdeckenabszesse. Bauchmuskelschmerzen können auch entstehen infolge lange dauernder oder oft wiederholter Kontraktionen der Bauchmuskeln, zum

Beispiel bei anhaltendem Husten, Singultus oder Erbrechen oder infolge Blutungen in den Muskeln, wie sie bei Influenza, namentlich bei Haemophilen gelegentlich durch Hustenstöße zustande kommen. Witterungseinflüsse machen sich bei Bauchmuskelaffektionen nachteilig geltend, aktive Muskelarbeit steigert den Schmerz. Trichinose kann auch Bauchschmerzen erzeugen, es sind dann aber auch andere Muskelgebiete ergriffen. Auch eine Adipositas dolorosa ist bei diffusen Bauchschmerzen in Betracht zu ziehen. Die Bauchdecken neigen nicht zu rheumatischen Affektionen, dagegen sind Intercostal- und Lumbalneuralgien häufig, auch hysterische Schmerzen werden nicht selten dahin verlegt. Coccygodynien, Steißbeinschmerzen, finden sich vorwiegend bei nervösen Frauen, besonders nach Geburten infolge Bänderdehnung. Dieser Steißbeinschmerz vergeht gewöhnlich nach mehreren Monaten, doch können auch andere Gewalteinwirkungen, zum Beispiel Fall auf die Gesäßgegend, diese Schmerzen hervorrufen, dieselben können mitunter sehr stark sein, werden aber von neuropathischen Frauen oft übertrieben; sie sind dauernd oder treten beim Gehen, Auf- und Niedersetzen oder bei der Defäkation auf im Bereiche des Steißbeins, bisweilen ist daselbst auch Druckempfindlichkeit nachweisbar.

In Kürze möchte ich noch darstellen, an welche schmerzauslösende Krankheitsprozesse vom differentialdiagnostischen Standpunkte aus in den verschiedenen Regionen des Abdomens zu denken ist.

Diffuse Bauchschmerzen kommen, wie bereits erwähnt, nicht selten bei Krankheiten vor, die sonst eine circumscripte Lokalisation der Schmerzen zeigen, besonders ist dies der Fall bei den verschiedenen Erkrankungen des Magendarmtraktes; eine einfache Obstipation oder eine Kolitis können diffuse Bauchschmerzen hervorrufen; bei älteren Personen ist an eine Erkrankung der Gallenblase oder Gallenwege zu denken, auch an Erkrankungen des Harntraktes und der Geschlechtsorgane, an letztere besonders bei Frauen. Ich habe es auch wiederholt erlebt, daß heftige Entzündungen und Kontusionen des Hodens derart heftige, diffuse Bauchschmerzen verursachten, daß das alarmierende Bild einer Peritonitis vorzuliegen schien. Wenn die Schmerzen stark sind und mit entsprechenden Begleiterscheinungen verbunden, ist zuerst an eine allgemeine Peritonitis zu denken, auch an eine akute miliare Tuberkulose des Bauchfelles oder bei geringerer Schmerzintensität an eine carcinomatöse Peritonitis, allenfalls an die Ruptur eines Bauchaortenaneurysmas, an Milz-, Leber- oder Nierenruptur, wenn bei Traumen Kollaps und Zeichen akuter Anämie bestehen, an tabische Krisen, an Bleikolik, an eine abdominelle Angina pectoris und nicht zuletzt an Hysterie, die scheinbar schwere Krankheitserscheinungen vortäuschen kann.

Bei plötzlich einsetzenden intensivsten Schmerzen muß sich das Augenmerk richten auf einen akuten Darmverschluß, auf einen akuten Durchbruch eines erkrankten Hohlorgans in die Bauchhöhle (Magen, Darm, Harnblase, Gallenblase etc.), auf eine akute Pancreatitis oder auf eine Achsendrehung oder Knickung gestielter Organe.

Die wichtigste umschriebene Schmerzlokalisation liegt im Epigastrium, wo die hauptsächlichsten Bauchorgane dicht beisammen liegen; auch von entfernteren fortgeleiteten Entzündungsprozessen lokalisieren sich oft Schmerzen daselbst; dazu trägt hauptsächlich bei, daß der größte sympathische Nervenplexus, der Plexus coeliacus, hier liegt, der, wie früher beschrieben wurde, für die Lokalisierung der Bauchschmerzen von größter Bedeutung ist. Das Epigastrium ist aber auch die Prädilektionsstelle rein nervöser Schmerzen bei Neuropathen (Morawitz). Ursachen epigastrischer Schmerzen, deren Sitz meist in der Mittellinie zwischen Schwertfortsatz und Nabel gelegen ist, können sein Verstopfung oder Enteritis, akute Verdauungsstörungen, in allererster Linie aber Stauungen in Magen und Leber, dann Appendicitis, peptisches Geschwür, Gallensteine, Hyperchlorhydrie, Magenkrebs, Pericarditis, Magenneurose, Pancreatitis, Angina abdominalis; wichtig ist die Lokalisation des Initialschmerzes, die darauffolgenden Ausstrahlungen sind oft irreführend, die endgültige Beschränkung auf einen Punkt abzuwarten, kann unter Umständen Gefahren bringen (Cabot).

In die Regio hypogastrica verlegt Ortner Schmerzen, die von den weiblichen Geschlechtsorganen oder von der Harnblase ausgehen, bei letzteren kann es sich um solche handeln, die bedingt sind durch organische Affektionen verschiedener Art, durch eine Pericystitis adhaesiva, aber auch durch funktionell nervöse Zustandsbilder, vor allem Sexualneurasthenie und Hysterie; ferner können in Betracht kommen eine „reizbare Blase", Neuralgien des Plexus pudendus oder tabische Blasenkrisen.

In die Nabelgegend als Mesogastralgien werden Schmerzen lokalisiert bei Nabelerkrankungen, Nabelhernien, Darmkolik, Darmstenosenkolik, nervöser Enteralgie, Appendicitis im Beginn der Erkrankung und bei Perforationsprozessen (Ortner).

Im rechten Hypochondrium finden sich Schmerzen bei Gallensteinen, Leberstauung, akuter Cholecystitis, hochsitzender, entzündlicher Appendix, Leberkrebs, Leberlues, Nierensteinen, Uretersteinen, subphrenischem Abszeß, seltener bei Hydro- und Pyonephrose, renalen und perirenalen Infektionen, Hängebauch, Hysterie

(Cabot), bei Magen- und Duodenalgeschwüren; in der Pylorusregion ist die typische Schmerzlokalisation hinter dem rechten Rippenbogen (Ortner).

Schmerzen im linken Hypochondrium sind im allgemeinen selten und können diagnostische Verlegenheiten bereiten, sie kommen allenfalls vor bei Magenstörungen, und zwar vor allem bei Blähungen und Geschwürprozessen, chirurgischen Erkrankungen der Niere, die aber ihren Sitz häufiger in der Lendengegend haben, Erkrankungen der Milz, Perisplenitis, Adhäsionen in der Umgebung der Milz, Krebs der Flexura lienalis und des Kolons in seltenen Fällen, Erkrankungen im subphrenischen Raum oder an der linken Pleura, Intercostalneuralgien (Cabot, Ortner). Beide Hypochondrien sind vom Schmerz betroffen bei Dickdarmkoliken, mehr oberflächlich bei Nerven- und Muskelaffektionen, besonders nach Influenza und bei Zwerchfellübermüdung durch längeres Husten, Singultus etc.

In der rechten Darmbeingrube finden sich Schmerzen bei Appendicitis, Pyosalpynx, Extrauteringravidität, Ovarialcysten mit Stieldrehung, Parametritis, Koliken, Nephrolithiasis, Uretersteinen, Dysmenorrhoe, Prostataabszessen, Verwachsungen in der Appendixgegend; Druck- und Klopfempfindlichkeit oberhalb der Verbindungslinie beider Cristae ossis ilei spricht mehr für Beteiligung der Appendix, unterhalb dieser Linie für eine Sexualerkrankung. Häufig sind Schmerzen vom Charakter einer Pseudoappendicitis in dieser Gegend bei Hysterie; bei diesen — oft handelt es sich um eine Appendicitisphobie — ist gerade oberflächliche Berührung empfindlich, während langsam gesteigerter tiefer Druck weniger schmerzhaft empfunden wird (Cabot, Ortner, Jaschke). Schmerzen in der linken unteren Bauchgegend sind viel seltener als in der rechten, sie kommen vor allem bei paarig vorhandenen Organen vor wie rechts; bei Pyosalpynx und Beckenadhäsionen, Extrauteringravidität, Dysmenorrhoe, Ovarialcysten mit Stieldrehung, Uretersteinen, Dysenterie, Perimetritis und bei Situs viscerum inversus, wo sonst die Schmerzen rechts empfunden werden. Besonders können Schmerzen in dieser Gegend hinweisen auf eine Sigmoiditis, Perisigmoiditis oder Krebs der Flexura sigmoidea.

In der Lenden- und Flankengegend treten Schmerzen, Lumbalgien, auf gelegentlich der Menstruation, dann bei Nierenaffektionen der verschiedensten Art, die mit Kolik einhergehen, wie Nephrolithiasis und Ureterolithiasis, dabei ist bemerkenswert, daß bei Oxalatsteinen die heftigsten Schmerzanfälle erfolgen, bei Phosphatsteinen meist anhaltende Schmerzen mit zeitweisen Exazerbationen bestehen, bei Uratsteinen dagegen relativ geringe Schmerzen. Lumbalgien kommen ferner vor bei Tuberkulose des

Harnapparates, akuter Pyelitis, Peri- und Paranephritis und traumatischen Nierenblutungen mit Überdehnung des Nierenbeckens, bei Stenosenkoliken des Ureters, Torsion und Kompression desselben; auch hysterische Schmerzen, tabische Krisen und Wurzelschmerzen bei Erkrankungen der Lendenwirbelsäule sowie Neuralgien können dieses Bild bieten. Lumbago tritt plötzlich mit kolikartigen Schmerzen auf, einseitig oder bilateral, aktive Muskelarbeit erhöht, Ruhe lindert den Schmerz, bei großer Intensivität kann die Unterscheidung von Nephrolithiasis manchmal schwer fallen. Eine circumscripte Schmerz- und Druckempfindlichkeit kann auch durch Muskelzerreißung hervorgerufen werden.

Kreuz- und Rückenschmerzen spielen in der Schmerzpathologie eine große Rolle; wie Lomer, Cabot und Nowak betonen, kommen sie bei den meisten gynäkologischen Erkrankungen vor, bei Katarrhen und Lageveränderungen des Uterus, bei Carcinom und Prolaps desselben, bei Parametritis, bei den Eröffnungswehen. Haendly meint, daß 25% aller kranken Frauen über Rückenschmerzen klagen, von ihnen leiden rund 60% an Enteroptose, bei welcher der Rückenschmerz als Ermüdungsschmerz auftritt. Diese Schmerzen finden sich ferner bei Erkrankungen der Wirbelsäule und der Rippen (Caries, Tumoren), bei Frakturen und Dislokationen des Steißbeins infolge von Geburtstraumen, bei beginnender Osteomalacie (Jaschke), Decubituswunden, bei Lumbago traumatischer oder rheumatischer Genese, bei chronischen Entzündungen in der Ileo-Sacral-Synchondrose, bei Arthritis deformans der Wirbelsäule (Lomer, Ewald), Arthritiden der Wirbelgelenke als Verbrauchsarthritis mit Elastizitätsverlust des Knorpels und Ileosacralbändererschlaffung (Joachimovits), sie kommen als echte Neuralgien vor, ganz besonders häufig aber sind sie psychogen bedingt bei Ermüdung und Erschöpfung des Zentralnervensystems, bei Neuropathen, Asthenischen oder Geschwächten (zum Beispiel nach schweren Blutungen); psychische Erregungen oder Überanstrengungen lösen die Schmerzen oft aus (Bureauarbeit, Arbeit bei der Nähmaschine bei Mädchen, sexuelle Exzesse), diese Schmerzen sitzen im Kreuz, haben ziehenden Charakter und strahlen längs der Wirbelsäule aus.

Der Wundschmerz entsteht durch traumatische Schädigung der Nervenendigungen selbst oder durch Druck auf diese infolge des durch die Verletzung gesetzten Blutextravasates. Der Wundschmerz ist seinem Grade nach verschieden nach der Entstehungsart der Verwundung, nach dem Ort derselben und in ganz besonderem Maße nach der individuellen Veranlagung des Verletzten. Wir hatten im Felde viel Gelegenheit, diesbezüglich Erfahrungen zu sammeln. Kleine Schußwunden, die durch Gewehrprojektile gesetzt wurden, waren im allgemeinen nicht besonders schmerzhaft, die Verwundeten gaben an, sie haben im Augenblicke der Verwundung nur einen Schlag verspürt, solche jedoch, welche große Gewebszerstörungen darstellten, vor allem durch Granatsprengstücke, Fliegerbomben, Minen und Handgranaten erzeugt, waren die Quelle großer Schmerzen. Als Regel kann gelten, daß die mit scharfen Werkzeugen gesetzten Wunden wenig schmerzempfindlich sind im Gegensatz zu allen Riß- und Quetschwunden, und daß Schmerzen nur dann auftreten, wenn die materielle Gewebsschädigung nicht nur das Epithel, sondern auch die tiefer gelegenen Gewebsschichten betrifft; so kommt es, daß ein Impfschnitt oder die Abtragung von Epithelschichten zum Zwecke der Transplantation nicht schmerzhaft sind. Am schmerzhaftesten werden die Verletzungen nervenreicher Gewebe empfunden, in erster Linie solche der Finger, Lippen, Zunge, der äußeren Genitalien und Aftergegend; auch Knochenverletzungen sind infolge der hohen Empfindlichkeit des Periostes schmerzhaft, der Schmerz ist anfangs am intensivsten, er klingt aber bald ab und wird besonders durch Ruhigstellung und entsprechenden Verband gemindert, am schnellsten läßt er nach bei reinen, rasch verklebenden oder genähten Schnittwunden (Operationswunden). Er wird gewöhnlich als brennend oder mit dem Pulsschlag wechselnd, an- und abschwellend beschrieben; tritt eine Lymphangoitis hinzu, besteht oft in der weiteren Umgebung der Wunde eine Druckempfindlichkeit der Stränge. Bei Kontusionen der Haut, bei denen ein Zusammenpressen über die natürliche Elastizitätsgrenze hinaus erfolgt, kommt es durch subcutanen Bluterguß zu mäßigen Schmerzen, die ebenfalls durch ruhigstellenden Verband, der die Blutung zur Resorption bringt, bald schwinden; Ätzwunden sind sehr schmerzhaft, der Schmerz ist auch meistens von langer Dauer, besonders bei Verätzungen mit Ätzkalk, während Salpetersäure und Lapis weniger andauernde Schmerzen verursachen. Bei einer örtlichen Erfrierung ersten Grades wird die Haut nach anfangs vorhandenen stechenden Schmerzen ganz gefühllos, bei Erwärmung stellt sich durch die eintretende Hyperämie der Schmerz wieder ein. Bei Verbrennungen ersten Grades stellen sich Schmerzen ein, die nach einigen Stunden zunehmen und sich erst nach einigen Tagen verlieren. Dies ist auch bei Sonnenbrand der Fall. Auch der zweite Grad der Verbrennung, der die tieferen Gewebsschichten in Mitleidenschaft zieht, geht mit heftigen Schmerzen einher, die erst nach mehreren Tagen abklingen; dieselben Erscheinungen finden sich auch bei Verbrühungen durch heiße Flüssigkeiten und mit heißen Dämpfen.

Im Gegensatz dazu verlaufen Verletzungen, die durch Blitzschlag oder elektrische Starkströme verursacht werden, vollkommen schmerzlos (Jellinek). Eiterungen im Unterhautzellgewebe, und zwar umschriebene, wie Abszesse und Furunkel, oder flächenhafte Phlegmonen, gehen infolge der entzündlichen Schwellung und Gewebsspannung mit mehr oder weniger intensiven Schmerzen einher. Karbunkel bringen stärkere Schmerzen hervor. Adipositas dolorosa, Dercumsche Krankheit, in multiplen Fettgeschwülsten sich ausprägend, ist, wie der Name sagt, mit Schmerzen verbunden.

Knochenprozesse sind im allgemeinen weniger empfindlich, daher von den Knochen ausgehende Schmerzen selten, diese sind allenfalls auf eine Ostitis, meistens aber auf eine Periostitis zurückzuführen; Erkrankungen und Verletzungen des Periosts sind stets sehr schmerzhaft, derartige Schmerzen kommen im Verlaufe akuter und chronischer Infektionskrankheiten vor; von ersteren erzeugt besonders der Typhus solche. Matthes erwähnt die Knochenschmerzen, die neben Muskel- und Gelenksschmerzen bei Typhusvaccinierten vorkommen, es treten da Tibiaschmerzen auf, wie beim Fünftagfieber und in erster Linie bei der Lues. Die luetischen Periostitiden, die sehr häufig auch an den Schädelknochen auftreten, die Dolores osteocopi, sind von bohrendem Charakter, sehr intensiv und quälend und exazerbieren meist nachts; oft hört man solche Klagen von Syphilophoben, bei denen keine entsprechenden objektiven Merkmale nachweisbar sind. Auch von Sarkomen und Carcinom-Metastasen, vorwiegend an den Schädelknochen, können Schmerzen ausgehen. Bei Leukämie und perniciöser Anämie treten als initiales Symptom bisweilen von einer Osteomyelitis ausgehende Schmerzen im Bereiche des Sternums auf. Bei einer akuten eitrigen Osteomyelitis können unter Schüttelfrost die heftigsten Schmerzen sich einstellen. Bei Osteomalacie klagen die Kranken bei Belastung der Beine, beim Gehen und Stehen über sehr starke Schmerzen, während bei Ruhe die Schmerzen sistieren; ein typisches Krankheitssymptom ist die Schmerzäußerung beim Zusammendrücken der Beckenschaufeln (Schmidt, Matthes). Wir hatten in der Nachkriegszeit wiederholt Gelegenheit, solche Fälle zu sehen, es zeigte sich die Richtigkeit der Diagnose in der Wirksamkeit der Medikation. Bei destruktiven Wirbelerkrankungen erhärtet der Stauchungsschmerz, der bei Druck auf die Schultern sich in einem umschriebenen Wirbelsäulensegment lokalisiert, die Diagnose. Der Plattfuß ist sehr häufig der Ausgangspunkt von Schmerzen; nach Idelsohn sind 12% aller Fußschmerzen auf Plattfüße zurückzuführen, wenn auch zuzugeben ist, daß auch hier Fehldiagnosen nicht selten sind (Tenscher). Bei Plattfuß stellen sich die Schmerzen nur bei Belastung ein, beim Gehen und Stehen, bei Entlastung oder bei Hebung des Fußgewölbes durch eine Einlage verschwinden sie; der Ausdruck Plattfuß ist ein Sammelname, der verschiedene anatomische Veränderungen umfaßt, er ist in den meisten Fällen ein pes planus und valgus (Lange), der Sitz der Schmerzen ist am äußeren und inneren Knöchel, oft ist auch der Dorsalteil des Talocruralgelenks durch Zerrung des Bandapparates schmerzhaft, es kommen auch Ausstrahlungen in die Wade vor, durch Einsinken des Fußgewölbes bilden sich an der Druckstelle oft Schwielen oder Periostitiden, die Schmerzen verursachen, oder es kommt durch Einklemmen eines Plantarastes zu neuralgiformen Schmerzen (Mortonsche Krankheit), auch ein Calcaneussporn kann Schmerzen verursachen.

Bei Knochenbrüchen ist der Bruchschmerz ein Kardinalsymptom, der bei der leisesten Berührung sich sehr intensiv äußern kann; da die Schmerzen sich bei Bewegung vergrößern, wird die Beschränkung der Funktion der Gliedmaße durch den Schmerz zum Teil mitbedingt. Das Fehlen von Schmerzen bei indirektem Druck schließt die Fraktur nicht aus, spricht aber mehr für eine Infraktion (Gunnar Nyström). Gleichzeitig besteht meist eine Weichteilschwellung, die die Schmerzen ungünstig beeinflußt; durch einen fixierenden Verband werden die Schmerzen herabgemindert, nach 1 bis 2 Wochen lassen die Schmerzen spontan nach. Rippenbrüche geben mitunter durch die bestehenden Schmerzen Anlaß zu Verwechslungen mit Pleurodynien; Knochenverletzungen werden gewöhnlich im Augenblicke der Verwundung wie ein heftiger Stoß empfunden.

Muskelschmerzen sind sehr häufig, jeder ehemalige Feldarzt wird sich erinnern, daß wir im Kriege täglich unzähligemal die Klage in allen Sprachen hörten: „alles tut weh"; die Schmerzen wurden dabei meistens so vage angegeben, daß die psychogene Komponente deutlich erkennbar war. Erben spricht von einem Arbeitsschmerz bei schwerer manueller Arbeit, der unterhalb des Epicondylus externus humeri lokalisiert wird, ohne daß ein objektiver Befund besteht. Die Muskelschmerzen werden meistens vom Laien unter dem Namen Muskelrheumatismus zusammengefaßt und geben oft zu Fehldiagnosen Anlaß. Plate sagt wohl mit Recht, daß zwischen Myalgie und Neuralgie die Grenze oft schwer zu ziehen ist. Muskelschmerzen stellen sich ein im Beginn von akuten Infektionskrankheiten (Typhus, Influenza), sie können Ermüdungserscheinungen sein, sie können aber auch hervorgerufen werden traumatisch durch Stoß und Schlag, mechanisch zum Beispiel durch Druck eines Bruchbandes oder bei einer entsprechenden rheumatischen Disposition durch Erkältungen, Durchnässungen und dergleichen; die Schmerzen sind fast stets auf einen Muskel oder eine Muskelgruppe beschränkt, sie werden vorwiegend an den Übergang zur Sehne verlegt. Die Prädilektionsstellen sind der m. quadratus lumborum (Lumbago), der Trapezius (Torticollis) oder die Schulter; A. Müller beschreibt ein eigenes Krankheitsbild mit Versteifung der Schulter infolge Hypertonus der Muskulatur; die heftigsten Schmerzen treten bei Tetanus, bei Strychninvergiftung und anfallsweise bei Tetanie auf. Die betroffenen Muskeln sind druckschmerzhaft, bei aktiver Muskeltätigkeit oder bei passiver Bewegung steigert sich der Schmerz, so kann bei einer Affektion der Brustmuskeln die Atmung schmerzauslösend wirken, es kommt auch zu Muskelkrämpfen (crampi), es bilden sich manchmal Muskelverhärtungen (Schwielen). Witterungseinflüsse machen sich stark geltend (Morawitz, Cabot, Bing, Matthes). Durch Überdehnung kann es zu Muskelzerreißungen kommen, die starke Schmerzen setzen, insbesonders im Augenblicke der Verletzung, wo der Schmerz blitzartig ist. Auch Quetschungen der Muskeln, welche eine Haematombildung zur Folge haben, können beträchtliche Schmerzen nach sich ziehen, durch Überdehnung des hastig kontrahierten Muskels kann es zur Sehnenzerreißung mit einem hörbaren, schmerzhaften Rucke kommen. Verletzungen der Sehnenscheiden und Schleimbeutel nach Kontusionen und Zerrungen führen zu Blutergüssen, die sich als pralle, fluktuierende, bei Bewegung sehr schmerzhafte Stränge oder umschriebene Schwellungen darbieten. Auch Erkrankungen der Sehnenscheiden und Schleimbeutel gehen mit Schmerzen bei Bewegungen einher, Tendovaginitis (Lexer). Roseno beschreibt eine akute Polytendovaginitis rheumatischer Genese, bei der eine spontane Schmerzhaftigkeit der befallenen Sehnenscheiden besteht, die einer Salicyltherapie zugänglich ist.

Am häufigsten sind Gelenksschmerzen beim Gelenksrheumatismus; bei der akuten Form der Polyarthritis rheumatica sind die Schmerzen an den befallenen Gelenken sehr starke, jede Bewegung steigert sie zur Unerträglichkeit, so daß die Kranken an das Bett gefesselt sind. Beim chronischen Gelenksrheumatismus sind die Schmerzen nicht so intensiv, aber von langer Dauer, sie werden stärker bei Bewegung und auf Druck, sie stellen sich vor allem ein, wenn die Gelenke längere Zeit in Ruhestellung waren und nun wieder aktiv bewegt werden. Auch Witterungsunbilden, besonders kalte und feuchte Luft, üben einen schlechten Einfluß auf die Schmerzen aus. Befallen sind am häufigsten das Knie- und Schultergelenk, sowie die Finger- und Zehengelenke. Die Schmerzen werden stärker, wenn sich im Laufe der Zeit schwerere Veränderungen der Gelenkskapsel bilden; die Bewegungen werden immer schmerzhafter, besonders am Morgen nach der Ruhe. Bei Arthritis deformans bestehen oft lange Zeit nur unbedeutende Schmerzen. Arthralgien in schwer zugänglichen Gelenken, zum Beispiel in der Synchondrosis sacroiliaca, sind oft schwer festzustellen (Schmidt). Die Arthritis urica manifestiert sich in akut ganz plötzlich, meist nachts einsetzenden Schmerzattacken unter gleichzeitiger Temperatursteigerung; die Schmerzen werden bei Berührung und Bewegung unerträglich; meist ist nur das Metatarsophalangealgelenk der großen Zehe befallen; Schmerz und Fieber klingen gegen Morgen ab unter Schweißausbruch, wiederholen sich in den nächsten Tagen, so daß der Allgemeinzustand stark darunter leidet; die Anfälle schwinden nach ein bis zwei Wochen. Die Anfälle sind aber mitunter nicht so ausgebildet, manchmal treten die Schmerzen in Form von Neuralgien und Myalgien auf, auch als Tarsalgien oder als Wirbelsäulengicht (Matthes). Es finden sich auch nicht selten mehr oder weniger schmerzhafte Gichtknoten, die von runder Form sind bis Walnuß- und Hühnereigröße, von gespannter und verdünnter Haut bedeckt und verschieblich, wodurch sie sich von gummösen Periostknoten unterscheiden. Diese Tophi finden sich meist in der Umgebung von Gelenken, im subcutanen Gewebe der Kopfhaut, an Ohren, Lidern und Nase. Gonorrhoische Gelenksentzündungen gleichen auch bezüglich der Schmerzen den akuten Gelenksentzündungen. Seröse und eitrige Gelenksentzündungen jeder Art sind sehr schmerzhaft bei Berührung und Bewegung. Gelenksneuralgien und Gelenksneurosen bereiten der Erkennung oft große Schwierigkeiten. Metartasalgien äußern sich zum Beispiel in plötzlich einsetzenden Schmerzanfällen, Gelenksneurosen bestehen ständig, bei Ablenkung der Aufmerksamkeit tritt Schmerzlinderung ein. Verletzungen und Kontusionen der Gelenke, die einen Bluterguß zur Folge haben, setzen starke Schmerzen; besteht auf Druck an bestimmter Stelle Schmerz und abnorme Beweglichkeit, so ist das ein Zeichen einer Bänderzerreißung. Distorsionen beginnen mit sehr heftigen Schmerzen, die bei einfachen Zerrungen der Gelenkskapsel bald vorübergehen, bei Bänderzerreißungen und Frakturen aber erst im immobilisierenden Verband nachlassen; die Schmerzen können lange dauern, jede Bewegung wird wegen der Schmerzen vermieden. Eine Gelenksmaus, die durch Einklemmung abgesprengter Teile zwischen den Gelenksflächen entsteht, verursacht starke Schmerzen, dasselbe ist bei frischen Luxationen der Fall (Lexer). Entzündungen des Schleimbeutels vor dem Knie können sehr schmerzhaft sein, beim Laufen treten die Schmerzen unterhalb der Kniescheibe auf, beim Stehen an der Innenseite des Kniegelenks, beim Kniebeugen werden die Schmerzen so stark, daß das Knien unmöglich ist.

Bei Arteriosklerotikern kommt es besonders nachts durch Absinken des Blutdruckes und unzureichende Blutversorgung des betreffenden Organs (Ischämie) in der Ruhelage zu Schmerzen, die bei Bewegung verschwinden. Oft haben sie das Gefühl lästigen Herzklopfens und Kopfschmerzen; die nächtlichen Anfälle sind oft durch Kurzatmigkeit eingeleitet (Zak, Matthes); Pál bezeichnet als die Ursache paroxysmaler Schmerzen bei Gefäßkranken Gefäßkrisen; er sieht in Arterienkrämpfen die Ursache einer Reihe von Schmerzen und spricht von cerebralen, abdominellen und Herzkrisen. Auch das von Erb zuerst beschriebene intermittierende Hinken rechnet er hieher, das nach Idelsohn in 17% der Fälle die Ursache von Fußschmerzen ist und darin besteht, daß bei Arteriosklerotikern, Luetikern, sowie bei Menschen, die Nikotinmißbrauch habituell treiben, beim Gehen sich Schmerzen einstellen; diese schwinden beim Ausruhen und treten beim Weitergehen sehr bald wieder auf, so daß die Kranken fortwährend ihren Weg unterbrechen müssen; diese Form der Gefäßkrämpfe hat man nicht selten zu beobachten Gelegenheit. Bei Entzündungsprozessen an peripheren Gefäßen kommt es zu spontanen Schmerzen, die oft neuralgiformen Charakter haben (Schmidt, Cabot). Bei Venenentzündung tritt oft spontaner und Druckschmerz auf. Varicen, besonders solche in tieferen Lagen, können durch Druck auf Nervenstämme Schmerzen erzeugen.

Nervenschmerzen werden in erster Linie ausgelöst durch Erkrankungen oder Verletzungen der peripheren Nerven in ihren Endorganen oder im Verlaufe, durch Erkrankungen der hinteren Wurzeln oder der Häute des Gehirns und Rückenmarks. Ob Erkrankungen des Rückenmarks Schmerzen erzeugen, hängt davon ab, wie die Lage des Krankheitsherdes zum Verlaufe der schmerzleitenden Fasern ist; es kann sich nur um Erkrankungen der grauen Substanz handeln, die Schmerzen haben, je nach dem Krankheitssitz, radikulären oder segmentären Charakter. Gehirnerkrankungen verlaufen sehr oft schmerzlos. Am häufigsten sind schmerzhafte Erkrankungen der peripheren Nerven und von diesen stehen im Vordergrunde die Neuralgien. Alexander, Matthes und Curschmann betonen, daß diese Diagnose auch von Ärzten zu oft gestellt wird, daß idiopathische Neuralgien verhältnismäßig selten sind und daß oft Verwechslungen vorliegen mit verschiedenen Kopfschmerzarten, wie Migräne, Schwielenkopfschmerz, luetischem Kopfschmerz etc., mit Pleurodynien, Aortitiden, Angina pectoris etc. Curschmann stellt fest, daß nur die Diagnose auf abdominelle

Neuralgien selten gestellt wird, was wohl mit der reichhaltigen Phänomenologie der Bauchschmerzen zusammenhängt. Die Diagnose Neuralgie soll mehr durch Ausschluß anderer Möglichkeiten gestellt werden. Goldscheider will nicht einmal die Nervendruckpunkte als neuralgisches Symptom gelten lassen und erklärt sie als Zeichen latent erhöhter Erregbarkeit. Es kann wohl keinem Zweifel unterliegen, daß es eine neuralgische Konstitution gibt. Curschmann stellt den Satz auf, daß von Neuralgien nur dort gesprochen werden kann, wo ausschließlich sensible Störungen erkennbar sind, Druckpunkte und sensible Erscheinungen im Sinne einer Hyp- oder Hyperästhesie. Bing sieht in der Neuralgie eine Leitungsstörung der Nerven, die mechanisch durch Narbenstränge, Callus etc. toxisch, durch Infektionskrankheiten, durch rheumatische Einflüsse oder durch Traumen hervorgerufen werden kann, wobei oft ein Mißverhältnis besteht zwischen dem Grade der Neuralgie und der Schwere des Traumas. Von verschiedenen Seiten, zum Beispiel von Curschmann, werden den Neuralgien Psychalgien als rein funktionelle Formen gegenübergestellt, die bei Neuropathen auftreten und sich kennzeichnen durch Wechsel im Auftreten der spontanen und Druckschmerzen, die den anatomischen Verhältnissen nicht entsprechen. Die Neuralgien treten anfallsweise auf mit blitzartigem Einsetzen oder es gehen Parästhesien in dem betroffenen Nervengebiete voraus; zwischen den Anfällen besteht Schmerzfreiheit oder es kann dauernd ein dumpfer Schmerz, ein ,,Wundsein'' der Nerven, bestehen mit anfallweisen Exazerbationen, die Schmerzen äußern sich reißend, ziehend, manchmal schneidend und bohrend und können so stark werden, daß die Kranken die lebhaftesten Schmerzäußerungen zeigen und das Allgemeinbefinden leidet; die Schmerzen beschränken sich auf ein bestimmtes Nervengebiet, nur in schweren Fällen erfolgt Ausstrahlung, die Dauer der Schmerzanfälle wechselt zwischen Minuten und Stunden; es finden sich charakterische Druckpunkte.

Die häufigsten Neuralgien sind diejenigen des Trigeminus und Occipitalis, die bei der Schilderung der Kopfschmerzen beschrieben wurden, die Intercostalneuralgien und Ischias; seltener sind die Neuralgia spermatica, cruralis, lumbalis, die Coccygodynie und die Meralgia paraesthetica. Bei der Intercostalneuralgie treten die Schmerzen bandförmig auf, meist einseitig den Brustkorb umspannend, Druckpunkte bestehen am Dornfortsatz des betreffenden Wirbels, im Verlaufe des Nerven in der Achsellinie und in der Mittellinie über dem Sternum oder dem musculus rectus abdominis. Diese Neuralgien sind sehr hartnäckig und rezidivieren leicht; häufig besteht begleitend ein Herpes Zoster. Head vertrat die Ansicht, daß bei dem Zusammentreffen einer Intercostalneuralgie und eines Herpes Zoster ein Krankheitszustand der Spinalganglien vorliege, wie auch Kulenkampff die Trigeminusneuralgie einer Erkrankung des Ganglion Gasseri zuschrieb. Eine Ischias liegt vor, wie Schuster ausführt, wenn sich die Schmerzen an den Ausbreitungsbezirk des n. ischiadicus, seine Wurzeln oder einen seiner Äste halten; die Schmerzen sitzen im Gesäß und ziehen von hier aus auf der Beugeseite des Oberschenkels hinunter zur Beuge- und Außenseite des Unterschenkels bis in die Sohle; die Schmerzen sind mehr dauernd, an- und abschwellend, aber nicht paroxysmell, sie sind brennend, reißend oder wühlend, in der Ruhe und besonders nachts oft stärker, die Intensität ist meist nicht maximal, es besteht Neigung zu Remissionen. Konstant findet sich das Lasèguesche Zeichen, Auftreten von Schmerzen bei Beugung des gestreckten Beines im Hüftgelenk; mitunter ist auch das Moutand-Martinsche Zeichen zu finden, Schmerzen im gesunden Bein beim Beugen des gestreckten kranken Beines. Beim Aufstehen belasten die Kranken nur das gesunde Bein und stoßen sich mit dem kranken ab (Minor), zum Unterschiede von den Lumbagokranken, die gleich den an Muskeldystrophie Leidenden beim Aufstehen emporklettern (Matthes). Ischiadicusdruckpunkte finden sich über dem Foramen ischiadicum majus und in der Gesäßfalte, in der Mitte der Kniekehle, über dem Wadenbeinköpfchen und hinter dem äußeren Knöchel. Die echte Ischias ist fast immer einseitig, eine doppelseitige Erkrankung legt den Verdacht nahe an eine organische Affektion, vor allem an eine Erkrankung der unteren Lendenwirbel oder des Kreuzbeins beziehungsweise des Rückenmarksabschnittes oder eine Sacralisation, i. e. Verwachsung des fünften Lendenwirbels mit dem Kreuzbein oder eine Erkrankung des Iliosacral- oder Hüftgelenks; bei einer Coxitis entspricht der Schmerz nicht dem Ischiadicusverlauf, ist vielmehr an der Vorderfläche des Oberschenkels lokalisiert, tritt besonders auf beim Hineinstoßen des kranken Beines in die Gelenkspfanne und exazerbiert bei Streckung des Hüftgelenks. Eine Meralgia paraesthetica betrifft das Gebiet des n. cutaneus femoris externus und schafft Schmerzen an der Außenseite und Vorderseite des Oberschenkels.

Eine Neuritis kann durch Zusammenhangstrennung der Nerven, Verletzungen durch Projektile oder Knochensplitter, durch Kompression der Nerven durch Krücken, Fesselung, Esmarch-Binde, Luxation, in der Narkose, durch Zerrung und Dehnung der Nerven, durch rheumatische Ursachen, Infektionskrankheiten, Typhus, Diphtheritis, Septikämie, Lues, Tuberkulose, durch Malaria, Diabetes, Gicht, Kachexien, durch Vergiftungen mit Blei, Arsen und Alkohol und durch Erkrankungen in der Umgebung hervorgerufen werden;

Matzdorff beschreibt drei Fälle von Neuritiden bei Spina bifida occulta. Die Neuritis kann ein Nervengebiet betreffen, kann eine totale oder partielle Plexusneritis sein oder eine Polyneuritis. Die Schmerzen sind schießend oder bohrend, andauernd, intensiv und begleitet von anderen Reiz- und Ausfallerscheinungen auf sensiblem und motorischem Gebiet, von Muskelspasmen und Paresen, vasomotorischen und trophischen Störungen als Ausdruck der anatomischen Veränderung. Ich erinnere mich eines Falles einer tuberkulösen Neuritis, bei welchem alle Linderungsmittel fruchtlos blieben. Die ergriffenen Nervenstämme sind druckempfindlich, die Reflexe in ihrer Intensität meistens verändert; die allgemeine Neurofibromatose Recklinghausen verläuft auch mit Schmerzen. Von ganz besonderer Stärke sind die Schmerzen, die von entzündlichen Veränderungen der hinteren Wurzeln ausgehen.

Die lanzinierenden Schmerzen bei Tabes dorsalis hängen in ihrer Intensität von der Schwere der Rückenmarkserkrankung ab, sie haben einen schießenden Charakter bei Lokalisation in den unteren Extremitäten, das Auftreten hängt ab von der individuellen Disposition, von meteorologischen Verhältnissen (starke Barometerschwankungen, Luftfeuchtigkeit) und von alimentären Einflüssen; besonders lösen Überernährung, zuckerreiche Kost und Verdauungsstörungen Attacken aus. Die einzelnen Attacken dauern stunden- und tagelang, dann folgen wieder wochen- und monatelange Intervalle. Die Schmerzen werden von den Kranken in die Tiefe verlegt. Mitunter kommen Dauerschmerzen vor (Tabes dolorosa). Bei diesen soll es sich um ein durch Morphinismus erzeugtes Kunstprodukt handeln (v. Wagner-Jauregg).

Mit den Nervenschußverletzungen hat sich in eingehender Weise Schloeßmann beschäftigt. Anfänglich werden die Schmerzen oft mit Wundschmerzen verwechselt, als Nervenschmerzen manifestieren sie sich, wenn sie die Wundheilung längere Zeit überdauern. Von 218 Nervenverletzten blieben 129 schmerzfrei, bei 89 (= 40%) traten Nervenschmerzen auf, und zwar bei 74 in schwerer Form. Die Heftigkeit der Schmerzen ist verschieden nach dem Nervengebiet, am schmerzhaftesten sind Schußverletzungen des Halsplexus, des gemeinsamen Armplexus und des Ischiadicusstammes; im allgemeinen ist der Schmerz umso intensiver, je zentraler der verletzte Nerv liegt, in den zentralen Stämmen ist die Summe der sensiblen Fasern größer, die Verletzungen der zentralen Nerven sind auch intensiver und hartnäckiger. Zwischen Trauma und Schmerzbeginn sind verschieden große Intervalle. Schloeßmann unterscheidet primäre Schußschmerzen, wenn der Nerv direkt getroffen, durchrissen, gequetscht oder erschüttert und dadurch in seiner Funktion gestört ist; die Schmerzen bestehen dann oft vom ersten Augenblick an, manchmal stellen sie sich erst nach wenigen Tagen ein, wenn sie ihren Grund in einer endoneuralen Blutung haben. Durch die Erschütterung der Nerven kann es aber auch für kürzere oder längere Zeit zur Leitungsunfähigkeit der Nerven kommen (lokaler Nervenschock), wodurch ein schmerzfreies Latenzstadium entsteht. Es können aber auch Spätschmerzen nach Wochen auftreten bei Wundinfektionen oder durch Narbenbildung, die die Nerven komprimiert. Der primäre Wundschmerz wird nicht an der Verletzungsstelle empfunden, sondern peripher projiziert, zum Beispiel bei Plexusverletzungen in die Hand. Der Schmerz kann neuralgiform auftreten in Schmerzanfällen oder dauernd mit dem Charakter der Neuritis, wobei es zu Exazerbationen kommt, die Schmerzen sind oft sehr intensiv, so daß das Allgemeinbefinden stark leidet und nur Morphium Linderung schafft. Witterungswechsel, Barometerschwankungen üben ungünstigen Einfluß. Die Schmerzen bedingen Ruhestellung des verletzten Gliedes, was wieder zu Kontrakturen und Versteifungen führt. Es besteht Druckempfindlichkeit in der Umgebung der Schußwunde; bilden sich Neurome, dauern die Schmerzen länger.

Bei der multiplen Sklerose kommt es bei entsprechendem Sitz des sklerotischen Herdes bisweilen zu Schmerzen; bei Hämatomyelie treten oft plötzlich heftige Schmerzen in dem der Blutung entsprechenden Abschnitte auf; bei Rückenmarkstumoren bestehen oft durch Monate als Prodromium meist neuralgiforme Schmerzen. Bei Wirbelaffektionen, besonders bei Spondylitis, entstehen durch Kompression der hinteren Wurzeln schießende, gürtelförmige Schmerzen von großer Intensität; beim Beklopfen der Wirbeldorne und bei Stauchung ist der Schmerz zu lokalisieren. Bei Rückenmarksgliose kommt es zur dissoziierten Empfindungslähmung mit Aufhebung der Schmerzempfindung, was zur Folge hat, daß die Kranken sich oft unbemerkt Brand- und Schnittwunden zuziehen. Bei einer Querschnittsläsion des Rückenmarks kommt es zu einer vollständigen Unterbrechung der Reizleitung mit vollkommener Empfindungslähmung. Bei halbseitiger Querläsion wird der Brown-Sequardsche Symptomenkomplex beobachtet, dabei ist auf der Seite der Läsion eine motorische Lähmung, auf der entgegengesetzten Seite eine Störung der Schmerz- und Temperaturempfindung. Bei Tabes dorsalis kommt es zu verschiedenen Störungen der Schmerzempfindung, zum zonenweisen Auftreten von Hypalgesien und Analgesien (Hitzigsche Zone), zu Gürtelschmerzen, zu einer Verspätung der Schmerzleitung, lanzinierenden Schmerzen und Krisen verschiedener Art; gastrische Krisen setzen plötzlich mit heftigen Magen- und Rückenschmerzen ein, die Stunden und Tage lang dauern und das Allgemeinbefinden stark beeinträchtigen; Larynxkrisen mit Suffokationsgefühl und krampfhaftem Stridor, Pharynxkrisen mit schmerzhaften Schluckkrämpfen, Oesophaguskrisen mit schmerzhaften Spasmen, Herzkrisen von der Art der Angina pectoris, Rectal- und Vesicalkrisen mit schmerzhaftem Tenesmus. Bei Arteriosklerose des Zentralnervensystems kommt es ebenfalls zu anfallsweisen, sehr starken Schmerzen neuralgiformen Charakters im Rumpf, Extremitäten und Trigeminusgebiet. Eine spinale Meningitis verursacht oft heftige Rückenschmerzen, die durch jede Bewegung des Rumpfes gesteigert werden und in die Extremitäten ausstrahlen. Die Pachymeningitis cervicalis hypertrophica, meist luetischen Ursprungs, erzeugt durch Kompression der hinteren Wurzeln Schmerzen zwischen den Schultern und in der Nackengegend. Die Kopfschmerzen, welche bei den verschiedenen Erkrankungen des Gehirns und der Meningen auftreten, wurden bereits behandelt. Zu erwähnen wären die Schmerzen, die bei der epidemischen Encephalitis konstant auftreten im Sinne eines Ruheschmerzes (Sauer). Es treten bei Gehirnerkrankungen auch Hemialgien auf in der gekreuzten Körperhälfte, wenn keine vollständige Unterbrechung der sensiblen Leitungsbahnen erfolgte, zum Beispiel bei einem Erweichungsherde im Thalamus opticus. Die cerebral bedingten Muskelspasmen werden schmerzhaft empfunden (Oppenheim, Bing, Lewandowsky).

IV. Die gerichtsärztliche Beurteilung der Schmerzen

Der Gerichtsarzt muß die schwierige Phänomenologie des Schmerzes beherrschen, um den an ihn gestellten Aufgaben gerecht werden zu können; er muß imstande sein, soweit es überhaupt in den Bereich menschlichen Könnens und Wissens fällt, die Realität angegebener Schmerzen zu erkennen, Übertreibungen auf das richtige Maß zurückzuführen und die Vortäuschung von Beschwerden zurückzuweisen. Er muß oft auf Grund der Schmerzen die Diagnose stellen, beziehungsweise durch richtige Wertung der Schmerzen die Diagnose stützen; auf Grund der Diagnose hat er dann in foro sein Gutachten abzugeben. Es gibt zahlreiche Fälle auf dem Gebiete der Strafrechts- und der Zivilrechtspraxis, in denen die gerichtsärztliche Beurteilung von Schmerzen eine Rolle spielt.

Auf dem Gebiete des Strafrechts drängt sich zuerst die Frage auf, ob Schmerzparoxysmen Bewußtseinsstörungen hervorzurufen vermögen, so daß von einer Unzurechnungsfähigkeit, die einen Strafausschließungsgrund bedeuten würde, im Sinne des § 2 c St. G.

zu sprechen wäre; ein Zustand von Bewußtlosigkeit, wie ihn das deutsche Strafgesetz kennt, würde eine solche Auffassung noch eher möglich machen. Ich habe bereits früher Zweifel an der Existenz von Schmerzdelirien geäußert und möchte noch hinzufügen, daß ich an solche höchstens dann glauben kann, wenn lange dauernde, sehr intensive Schmerzen einen Erschöpfungszustand zur Folge gehabt haben, wie es bei den von Laquer beschriebenen Trigeminusneuralgien der Fall gewesen sein mag. Jedenfalls muß man der Verantwortung Beschuldigter, daß sie infolge heftiger Schmerzen „ihrer Sinne nicht mächtig" gewesen seien, mit größter Vorsicht begegnen. Ich lasse einen Fall eigener Beobachtung folgen: Gelegentlich einer militärischen Übung ließ ein Hauptmann sein Pferd von einem Soldaten halten, während er sich auf den Erdboden in der Nähe niederlegte, da er nach seiner Angabe infolge einer rezidivierenden Blinddarmentzündung starke Schmerzen hatte. Er ermahnte den Soldaten wiederholt, sein Pferd von den anderen Pferden wegzuführen, der Soldat gehorchte nicht. Das Pferd wurde von einem anderen geschlagen und der Hauptmann mißhandelte darauf den Soldaten; zur Verantwortung gezogen, gab er an, er habe durch 12 Stunden so starke Schmerzen gehabt, daß sein Bewußtsein zeitweise geschwunden sei, er habe sich den ganzen Vormittag in einem „fieberhaft verschleierten Zustande getrübten Bewußtseins" befunden; Zeugen bestätigten, daß sein Aussehen verändert gewesen sei und Schmerzen verraten habe. Es handelte sich um einen sehr kräftigen Mann, der als sehr leicht erregbar bekannt war. Ich betonte in meinem Gutachten: „Für das Vorhandensein eines Schmerzdelirs spricht nichts. Gegen eine stärkere Bewußtseinstrübung spricht entschieden der Umstand, daß er die Vorgänge in seiner Umgebung zu beobachten vermochte und daß er sofort, als das Pferd geschlagen wurde, handelnd eingriff; für den Helligkeitszustand des Bewußtseins ist beweisend das Auffassungsvermögen und die Stärke, welche ein Sinneseindruck haben muß, um einen Bewußtseinsvorgang auszulösen; es bedurfte nicht des Schlages, um seine Aufmerksamkeit zu erregen, sondern sein Augenmerk galt während der ganzen Zeit seinem Pferde. Dagegen erscheint es natürlich, daß bei dem an und für sich abnorm erregbaren, durch die lange dauernden, intensiven Schmerzen gequälten und erschöpften Manne viel leichter ein Unlustgefühl zu einem mächtigen Affekt sich steigern konnte, so daß er im kritischen Moment schwerer Hemmungen aufzubringen vermochte und dem momentanen Impulse folgte". Hoche sagt, Schmerzdelirien kamen in früheren chirurgischen Epochen, als man ohne Narkose operierte, ungleich häufiger zur Beobachtung; die Schmerzwirkung sei neben anderen wesentlichen Faktoren wohl sicher mit in Rechnung zu stellen, wenn es bei Gebärenden zu Bewußtseinstrübungen komme; es spielen aber auch mit körperliche Schwäche, Blutverlust, bei heimlich Gebärenden Gefühl des Verlassenseins, Sorge um die Zukunft, Zerwürfnisse mit der Familie und Furcht vor Schande; in einem derartigen Zustand der Bewußtseinstrübung könne es zum Kindesmorde kommen. Auch v. Krafft-Ebing fand pathologische Zustände während der Geburt bei belasteten Frauen. Fritsch meint, durch Schmerzen, Aufregungen und Furcht komme die Frau in einen Zustand, in dem sie der Überlegung beraubt und außerstande sei, die Folgen ihrer Handlungsweise zu beurteilen. Dörfler und v. Gleispach vertreten die Ansicht, daß auch der normale Geburtsvorgang den geistigen Zustand der Gebärenden nicht unberührt lasse und daß gewisse Momente, wie erbliche Belastung, neuropathische Veranlagung, beschwerdenreiche Schwangerschaft und schwerer Geburtsverlauf eine Störung des geistigen Gleichgewichtes bewirken können. Dörfler sagt: „von der physiologischen zur pathologischen Erregung ist kein allzugroßer Zwischenraum in dieser Phase des weiblichen Lebens“, und v. Gleispach: „der Intensität der Geburtsschmerzen wird eine erhebliche Bedeutung für die Beeinträchtigung der Zurechnungsfähigkeit zuerkannt werden müssen.“ Finger erkennt als Jurist die Möglichkeit des Auftretens einer Sinnesverwirrung bei Neuralgien und bei den abnormen Zuständen der Gebärenden an. Bischoff, der dieser Frage ganz besondere Beachtung geschenkt hat, meint, daß der Großteil der Frauen die mit der Geburt verbundenen Beschwerden als selbstverständlich hinnimmt, daß es aber auch durch die Vorgänge der Entbindung zu heftigen körperlichen und seelischen Erschütterungen kommt; die Frauen jammern, stöhnen, sind in Schweiß gebadet, haben einen leidenden Gesichtsausdruck und geraten oft, besonders bei der ersten Geburt, infolge der auszustehenden Schmerzen in einen Haß gegen das Kind und dessen Erzeuger, die sie als Ursache der Schmerzen ansehen. Die Schmerzen erreichen ihren Höhepunkt im Augenblicke des Durchschneidens des Kopfes. Bischoff erwähnt die Tat einer Erstgebärenden, die in diesem Momente das Kind selbst entwickelte und dann an den Bettpfosten anschleuderte. Die Schmerzen lassen dann sofort nach, die Nachwehen werden im Vergleiche zu den Preßwehen leicht vertragen. Psychosen während der Geburt sind sehr selten. Bischoff führt an, daß unter 1700 Geburten nicht eine beobachtet wurde. Er meint, es können Ohnmachten als Folge der starken Wehen auftreten und bei einer solchen Ohnmacht einer heimlich Gebärenden könne das Kind mangels von Obsorge zugrunde gehen, allenfalls könne es zu pathologischen Affektzuständen kommen, in denen die Frauen Selbstmord begehen können, auch bei hysterischen oder epileptischen Frauen zu Dämmerzuständen. Bei geisteskranken Frauen erleide die Psychose durch die Geburt keine Veränderung. Beschreibungen von Geburtspsychosen liegen uns von älteren Autoren vor, so ein Fall von Evrot, in dem es bei einer nach Abortus an Parametritis Leidenden infolge der überaus starken Schmerzen zu einem dreistündigen Verwirrtheitszustande mit nachfolgender Amnesie kam. Bischoff meint, von einer Sinnesverwirrung könne bei einem Kindesmorde nicht die Rede sein, wenn mit Überlegung gehandelt werde; der Kindesmord bedinge aktives Handeln, besonders schwere Ergriffenheit durch die Geburtsvorgänge würde Kindesmord nicht fördern, sondern hemmen. Es kommt auch vor, daß von den Gebärenden behauptet wird, sie hätten die Schwangerschaft verkannt, ebenso den Eintritt der Wehen; es klingt das auch bei einer Erstgebärenden unwahrscheinlich, da die Wehen ihrem Charakter nach ganz anders in Erscheinung treten als sonstige, von den Geschlechtsorganen ausgehende Schmerzen. Bischoff sagt: „Entweder ist die Kreißende durch die Geburtsvorgänge stark ergriffen, dann muß sie sich auch bewußt sein, daß die Geburt im Gange ist, oder sie bleibt von Schmerzen und Affekten verschont, dann bleibt auch ihr Bewußtsein unverändert. Verkennen der Geburt bis zum letzten Augenblicke und starkes Ergriffensein durch die Geburtsvorgänge schließen sich bei sonst normalen Verhältnissen aus." Haberda, der erfahrenste Forscher auf dem Gebiete des Kindesmordes, stellt es ganz entschieden in Abrede, daß normalerweise der Geburtsakt derart auf die Psyche der Gebärenden einwirken könne, daß sie für eine Straftat nicht verantwortlich gemacht werden könnte; nur ganz ausnahmsweise komme es zu einer Steigerung, zu pathologischer Höhe, der Einfluß des Geburtsvorganges werde überschätzt. Er sagt: „Tatsächlich führt nicht so sehr die Einwirkung des Geburtsvorganges auf Leib und Seele der Mutter, sondern die durch die Ankunft des Kindes für die Mutter geschaffene Situation zur Tötung des Kindes." Ehrennotstand und wirtschaftlicher Notstand sind die Hauptmotive des Kindesmordes. Die Judikatur steht unter dem Einfluß älterer Autoren auf einem toleranteren Standpunkte. Die Entscheidung des Obersten Gerichtshofes Nr. 2378 besagt, die mildere Behandlung des Kindesmordes entspringt der Berücksichtigung des Überlegung und Willenskraft der Kindesmutter lähmenden Einwirkens des Geburtsaktes auf deren Geist und Gemütszustand. Das kommt auch in unserem geltenden Strafgesetze und in den Motiven zum Vorentwurfe zum Ausdruck sowie im Strafgesetzentwurfe; noch mehr wird es berücksichtigt im deutschen Strafgesetze § 217, nach dem bei mildernden Umständen sogar auf Gefängnisstrafe herabgegangen werden kann.

Ich hatte in der letzten Zeit Gelegenheit, einen sehr interessanten einschlägigen Fall zu begutachten. Es handelte sich um eine Erstgebärende, die behauptete, von ihrer Schwangerschaft nichts gewußt zu haben und von der Geburt überrascht worden zu sein; nach einer Sturzgeburt tötete sie das Kind. Es entstand nun die Frage, ob infolge der starken Wehen, die sie übrigens anfangs für Menstruationsbeschwerden gehalten haben wollte, eine Sinnesverwirrung zur Zeit der Tat anzunehmen sei; dagegen sprach das zielbewußte, motivierte Handeln und die durch ein Geständnis, das sie allerdings später widerrief, bewiesene Erinnerung. Besonders lehrreich war die ungemeine Widerstandsfähigkeit dieser Erstgebärenden, die schlagend zeigte, daß die Geburtsschmerzen den Kräftezustand des grazilen Mädchens nicht erschöpft hatten; sie saß mit der Nachgeburt im Leibe mit ihren Angehörigen bei Tisch, ohne daß diese etwas bemerkten, versah dann Näharbeiten und besuchte 3 Stunden nach Abgang der Nachgeburt mit ihrer Mutter in unauffälliger Weise ein Kaffeehaus und dann ein Gasthaus.

Eine sehr große Bedeutung kommt den Schmerzen bei der gerichtsärztlichen Begutachtung körperlicher Beschädigungen zu. Zufolge § 132 St. P. O. ist es Aufgabe der Gerichtsärzte, Verletzungen genau zu untersuchen und sich darüber auszusprechen, welche von den vorhandenen Körperverletzungen oder Gesundheitsstörungen an und für sich oder in ihrem Zusammenwirken unbedingt oder unter den besonderen Umständen des Falles als leichte, schwere oder lebensgefährliche anzusehen seien, welche Wirkungen Beschädigungen dieser Art gewöhnlich nach sich zu ziehen pflegen und welche in dem vorliegenden einzelnen Falle daraus hervorgegangen sind. Für die Qualifikation der Verletzungen kann unter Umständen die richtige Beurteilung der vorhandenen Schmerzen von größtem Belange sein. Es ist notwendig, die Schmerzen, wie sie zur Zeit der Verletzung auftraten, während der Behandlung, nach der Behandlung und wie sie sich zur Zeit der Untersuchung zeigen, festzuhalten, dabei aber auch die individuelle Schmerzreaktion ins Auge zu fassen und allenfalls sonstige Krankheitszustände, welche auf die Schmerzen von Einfluß sein können.

§ 152 St. G. führt als Kriterium der schweren körperlichen Beschädigung eine Gesundheitsstörung oder Berufsunfähigkeit von mindestens zwanzigtägiger Dauer an. Haberda setzt Gesundheitsstörung gleich Krankheit, nicht gleich Heilungsdauer; Krankheit ist eine Störung des Allgemeinbefindens, bei der heftige und andauernde Schmerzen mit ihren Folgen, Schlaflosigkeit, allgemeiner Prostration und dergleichen, eine große Rolle spielen. Hier kommt es auf Alter und Geschlecht des Verletzten und auf die individuellen Momente ganz besonders an. Eine Gesundheitsstörung kann auch, wie die Entscheidung des Obersten Gerichtshofes Nr. 2686 besagt, von der Funktionsstörung eines einzelnen Organes herstammen. Imhofer betont mit Recht, wie ein Furunkel des äußeren Gehörganges durch die damit verbundenen Schmerzen das Wohlbefinden und in weiterer Folge den Allgemeinzustand zu stören vermag. Die Berufsunfähigkeit währt nach Entscheidung des Obersten Gerichtshofes Nr. 1561 bis zur Wiedererlangung der Fähigkeit, allen für den Beruf wesentlichen Beschäftigungen nachzukommen. Schmerzen können eine Berufsunfähigkeit zur Folge haben, indem sie die berufsmäßige Tätigkeit ganz unmöglich machen oder erschweren; dementsprechend kann die Berufsunfähigkeit auch eine vollständige oder teilweise sein. Stooß sieht in der Berufsunfähigkeit die Unfähigkeit, die Hauptaufgaben des Berufes zu erfüllen. Die Berufsunfähigkeit überdauert meistens die Gesundheitsstörung. § 155 b erwähnt als Bedingung qualifizierter schwerer körperlicher Beschädigung eine Gesundheitsstörung oder Berufsunfähigkeit von mindestens dreißigtägiger Dauer. Im folgenden kasuistischen Teile wird an Beispielen der Einfluß des Schmerzes auf Gesundheitsstörung und Berufsunfähigkeit gezeigt werden. Die Entscheidung des Obersten Gerichtshofes Nr. 337 besagt, wenn die Heilung einer Verletzung dadurch verzögert wird, daß der Beschädigte die ärztlichen Anordnungen vernachlässigt und sich rauher Witterung aussetzt, so hat dies, sofern der Beschädigte nicht absichtlich seinen Zustand verschlimmert hat, keinen Einfluß auf die Zurechnung als Verbrechen; dies kann zum Beispiel von Belang sein bei traumatischen Neuritiden oder Muskelerkrankungen, die unter Witterungseinflüssen exazerbieren. Eine qualifizierte schwere körperliche Beschädigung entsteht auch, wenn die strafbare Handlung mit besonderen Qualen für den Verletzten verbunden war (§ 155 c). Es dürfen darunter nicht die Schmerzen verstanden werden, die mit der Verletzung natürlicherweise verbunden sind, oder die Schmerzen, welche im Verlaufe des Krankheitsprozesses durch konsekutive Krankheitszustände auftreten oder die mit den erforderlichen operativen Eingriffen zusammenhängen, sondern solche, die vom Beschädiger absichtlich zur Steigerung hinzugefügt werden, als Marter, Quälerei, mit absichtlicher Grausamkeit (Kratter), um sich daran zu weiden (Dittrich); oft wird es sich um Schmerzen handeln, die durch längere Zeit gesetzt werden, doch ist dies meines Erachtens nicht unbedingtes Erfordernis, wie Dittrich es behauptet; das Hauptgewicht ist wohl auf die

Intensität zu legen. Maschka betont, daß auch da die individuelle Schmerzempfindlichkeit eine Rolle spielt, da der eine Mensch als unerträgliche Qual empfindet, was dem anderen nicht über das Maß des noch Erträglichen dünkt. In der Literatur sind eine Reihe solcher Fälle beschrieben, so vor allem der oft zitierte Fall Maschkas; ein Mann wurde von einem Ehepaar zu Boden geworfen, der Gatte bearbeitete ihn, auf seiner Brust kniend, mit den Fäusten, während das Weib mit aller Kraft durch mehrere Minuten seine Hoden zusammendrückte, wodurch ein bis zur Ohnmacht gesteigerter Schmerz entstand; v. Hofmann erzählt von einem Bäcker, der in einem Streit mit seinem Gesellen von diesem mit den Zähnen am Daumen gepackt und durch längere Zeit festgehalten wurde (Verbeißen). Maschka sah einen jungen Drahtbinder, wie Dittrich berichtet, der von einigen Burschen vollkommen betrunken gemacht und dann mit Branntwein, der entzündet wurde, überschüttet wurde. Dieser Fall eröffnet die Frage, ob Qualen zugefügt werden können einem Menschen, der in einem Zustande der vollen Berauschung oder in einem anderen Zustande aufgehobenen Bewußtseins sich befindet. Haberda rechnet hieher auch fortgesetzte Mißhandlungen von Kindern, die noch von früheren Mißhandlungen herrührende Wunden aufweisen. § 195 St. G. sieht den Fall qualifizierten Raubes vor, wenn jemand durch anhaltende Mißhandlung oder gefährliche Bedrohung in einen qualvollen Zustand versetzt wurde. Haberda erwähnt einen räuberischen Überfall auf einen bettlägerigen Phthisiker, welcher derart gewürgt worden war, daß seine Gattin ihn bewußtlos fand. Auch das deutsche Strafgesetz sieht im § 223 a einen höheren Strafsatz vor, wenn die Körperverletzung mittels grausamer oder boshafter Behandlung begangen wird. Nach v. Liszt kennzeichnet sich Grausamkeit objektiv durch Schwere des zugefügten Leidens, subjektiv durch die, wenn auch nur passive Gefühllosigkeit des Täters diesen Leiden gegenüber, Bosheit bestehe in der positiven Freude am Leiden des Verletzten.

§ 411 St. G. führt als Erfordernis der Übertretung der leichten körperlichen Beschädigung an, daß sie wenigstens sichtbare Merkmale und Folgen nach sich gezogen hat; Stooß sieht als Folge an Gesundheitsstörungen und Erwerbs- oder Berufsstörungen. Es fragt sich nun, ob geringgradige Schmerzen schon eine Gesundheitsstörung in diesem Sinne darstellen. Janka verneint dies und meint, die bloße Erregung von Schmerzen oder von sonstigem körperlichen Unbehagen sei vielmehr als Realinjurie aufzufassen und stelle den Tatbestand des § 496 (öffentliche Beschimpfungen und Mißhandlungen) dar. Auch Ehrenzweig vertritt die Ansicht, der Schmerz allein genüge nicht, um eine Körperverletzung zu begründen, aber daß sie schmerzhaft sei, ist nicht notwendig, um Anspruch auf Schadenersatz und Schmerzensgeld zu begründen. Nach § 413 St. G. darf das Recht der häuslichen Zucht in keinem Falle bis zu Mißhandlungen ausgedehnt werden, wodurch der Gezüchtigte am Körper Schaden nimmt. Eintritt sichtbarer Merkmale und Folgen begründet dabei nach Lammasch Strafbarkeit noch nicht; Stooß dagegen identifiziert den körperlichen Schaden mit sichtbaren Merkmalen und Folgen, während Janka jede, auch die geringste Beschädigung als genügend erachtet. Bei der fahrlässigen Körperverletzung (§ 335 St. G.) wird eine durch die strafbare Handlung hervorgerufene Gefahr für das Leben, die Gesundheit oder körperliche Sicherheit vorausgesetzt.

Das deutsche Strafgesetz sieht im § 223 eine leichte Körperverletzung in der körperlichen Mißhandlung oder Schädigung an der Gesundheit. Wie Olshausen betont, ist es eine Streitfrage, wie der Begriff körperliche Mißhandlung aufzufassen sei; die einen setzen dabei eine Störung des Wohlbefindens oder eine Erzeugung von erheblichen, beziehungsweise heftigen Schmerzen voraus, andere erblicken in jeder Tätigkeit gegen den Körper eines anderen eine Mißhandlung. Olshausen hält den Mittelweg für richtig, mißhandeln bedeute an sich nicht mehr als ein unangenehmes, schlimmes, übles Behandeln ohne Unterschied, ob das mißhandelte Objekt die Behandlung als solche empfinde, die Mißhandlung müsse nicht einen Eindruck auf das Empfindungsvermögen des Objektes machen. Ein sehr lehrreiches Beispiel wird in der Entscheidung des Reichsgerichtes in Strafsachen, 19. Band, erwähnt. Ein Lehrer züchtigte einen blödsinnigen Knaben (Hydrocephalus) wegen Störung zweimal durch zirka 20 Schläge mit der Hand auf Kopf und Wange, ohne daß der Knabe eine Schmerzäußerung verriet. Der Richter sprach den Lehrer frei, er konnte keine körperliche Mißhandlung annehmen, da der Knabe keinen Schmerz geäußert habe, und es denkbar sei, daß er überhaupt keine Schmerzen gefühlt habe. Bei der Revision wurde dieses Urteil umgestoßen mit der Begründung, die Tat der Mißhandlung setze nicht einen Eindruck auf das Empfindungsvermögen voraus. Es könne auch eine Schmerzempfindung unmöglich sein infolge Anwendung anästhetischer Mittel (Chloroform, Äther), ohne daß deshalb eine Mißhandlung ausgeschlossen sei, allerdings laufen die meisten Fälle des § 223, die von der Praxis als Mißhandlung angesehen worden sind, auf eine Schmerzzufügung hinaus. Olshausen sagt, wenn auch eine Mißhandlung nicht in der Schmerzzufügung bestehe, so verlange doch die Wortbedeutung dies nicht, während Binding für den Begriff die Verursachung eines körperlichen Schmerzes verlangt; v. Liszt ist der Ansicht, daß Schmerz dazu in keinem Falle nötig sei. Kockel erblickt die körperliche Mißhandlung in jeder vorsätzlichen und rechtswidrigen Einwirkung auf den Körper eines anderen mit Beeinträchtigung des körperlichen Wohlbefindens, selbst wenn durch die betreffende Tätigkeit ein Schmerz nicht erzeugt wird.

Es fragt sich, ob durch intensive Schmerzen ohne Zutun des Täters sich eine Frauensperson in einem Zustand der Wehrlosigkeit befinden kann, so daß an ihr das Verbrechen der Notzucht begangen werden kann. Stumpf erwähnt einen von Emmert begutachteten Fall, in dem ein an akutem Gelenksrheumatismus leidendes Mädchen, das Arme und Beine nicht ohne große Schmerzen bewegen konnte, genotzüchtigt wurde. Reuter hatte einen ähnlichen Fall zu begutachten, in dem dieselbe Behauptung aufgestellt wurde, bei dem es sich aber dann ergab, daß das Mädchen dem Mann früher entgegengekommen war; es beweist dies, daß in solchen Fällen große Vorsicht geboten ist.

§ 126 St. G. sieht bei Notzucht eine höhere Strafe vor, wenn die Gewalttätigkeit einen wichtigen Nachteil der Beleidigten an ihrer Gesundheit zur Folge gehabt hat. Es kann dabei infolge brutaler Gewalt zu schmerzhaften Kohabitationsverletzungen kommen, die zu einer Peritonitis führen können, dann können venerische Infektionen die Folge sein, besonders die Gonorrhoe kann durch ihre Komplikationen, Salpyngitis, Para- und Perimetritis, Cystitis und Pyelitis starke Schmerzen bereiten. Außerdem können durch Überwältigung einerseits und Abwehr anderseits schmerzhafte Verletzungen entstehen an Armen und Oberschenkeln, Hals, Gesicht und Kopf. Eine wider Willen zustande gekommene Defloration berechtigt zum Anspruche auf Schmerzensgeld. Stumpf erwähnt, daß Kinder beim Stuprum gewöhnlich keinen Schmerz empfinden, sie schildern das Attentat oft nur als einen Stoß gegen die Genitalien, oft treten aber nachher mehrere Tage andauernde Schmerzen auf, die sich besonders beim Gehen, Harn- und Stuhlabsetzen fühlbar machen; bei Kindern kann es durch Infektion bei Hymeneinrissen zu Schmerzen kommen. Bei Schändungen an Kindern kommt es zu brutaler Einführung von Fremdkörpern oder Fingern in die Vagina der Mädchen, die schmerzende Hymenzerreißungen oder Verletzungen der Geschlechtsteile zur Folge haben; Haberda berichtet von der Ligatur der Clitoris bei einem achtjährigen Mädchen. Die Entscheidung des Obersten Gerichtshofes Nr. 5636 besagt: Wer ein unmündiges Kind geschlechtlich mißbraucht, hat demselben nicht nur Schmerzensgeld, sondern auch die Nachteile zu vergüten, welche dem Kinde an seiner Person und in seinen Rechten erwachsen. Mehrere Entscheidungen dieses Gerichtshofes aus den Jahren 1880,

1890 und 1893 lauten dahin, daß der Verführten kein Anspruch auf Schmerzensgeld zusteht, außer im Falle der Schändung und Notzucht oder der venerischen Infektion. Päderastische Akte, die an Kindern verübt werden, können Schleimhauteinrisse und auch tiefere Verletzungen am After sowie Tripperinfektionen bewirken; es kommt dann zu schmerzhaftem Stuhldrang und Schmerzen bei der Defäkation. Wir hatten in der letzten Zeit Gelegenheit, einige derartige Fälle zu sehen.

Bei der Fruchtabtreibung können schwere Nachteile für die Gesundheit entstehen, wenn auch, wie Haberda erwähnt, bei der großen Erfahrung der Berufsabtreiber solche Fälle nicht allzu häufig sind. Meistens kommen Verletzungen an der Cervix uteri, besonders gegen den inneren Muttermund zu, vor, seltener im Uterusgrund und am Scheidengewölbe; während die Schleimhaut der Vagina und der Cervix wenig empfindlich ist, treten fühlbarere Schmerzen auf beim Durchtritt eines Instrumentes durch den inneren Muttermund. Irrtümlich werden Instrumente auch in die Blase eingeführt und verursachen da Schmerzen. Durch Einbringung zu wenig verdünnter Antiseptika können schmerzhafte Verätzungen, durch heiße Flüssigkeiten Verbrühungen entstehen.

Bei Behandlung von Kranken kann es durch Kunstfehler zu körperlichen Beschädigungen kommen, die die Quelle unnötiger Schmerzen sind. Stumpf erwähnt solche Fälle aus der geburtshilflichen Praxis, Zerreißungen der Gebärmutter und Scheide bei manueller Placentalösung, auch bei Wendungen, seltener bei Anwendung der Zange. Der Uterus kann durchstoßen werden bei Einführung von Sonden, Kornzangen zur Entfernung von Placenta- oder Eiresten oder beim Curettement. Bei einer Perforation stößt oft die Gebärende einen Schrei aus, sie hat die Empfindung, daß etwas gerissen sei, dann tritt gewöhnlich Kollaps ein; wenn nach einiger Zeit die Frucht in den freien Bauchraum austritt, hört die Wehentätigkeit auf. Es können aber, wie Stumpf hervorhebt, nicht alle Schmerzen, die bei der Operation geäußert werden, im Sinne einer erfolgten Perforation gedeutet werden, § 357 St. G. spricht von ungeschickten Operationen, unter welchen nach einer Entscheidung des Obersten Gerichtshofes sowohl die unstatthaften verstanden werden als auch die, die nicht in Gemäßheit der Kunstregeln ausgeführt werden. Es gehören hieher vor allem die infolge falscher Indikationsstellung ausgeführten Operationen. Ich habe bei der Behandlung der Symptomatologie auseinandergesetzt, daß oft falsch diagnostizierte Schmerzen zu Operationen führen, die sich dann als unnötig erweisen. Ich habe öfter bei Hysterischen nach wiederholten Laparotomien narbendurchzogene Abdomina gesehen. Es bedarf kaum der Erwähnung, daß Kunstfehler einerseits, die Schädigungen der Kranken zur Folge haben, und unnötig durchgeführte Operationen anderseits zu Schadenersatz- und Schmerzensgeldansprüchen führen können und in vielen Fällen auch führen. Ich möchte hier an die zahlreichen im Prozeßwege erhobenen Ansprüche bei schmerzhaften Röntgenverbrennungen erinnern.

Nicht übergehen möchte ich eine Erfahrung, die ich oft gemacht habe, nämlich hinsichtlich unzweckmäßiger Schmerzbekämpfung, die eine schwere und dauernde Schädigung von Menschen bewirken kann. Ich meine die skrupellose Verabreichung von Morphium und anderen narkotischen Mitteln in Fällen, wo die Schmerzen nicht so hochgradig sind, um das zweischneidige Mittel zu rechtfertigen. Ich sah kürzlich in der Strafanstalt einen Verbrecher, der im Kriege nach einer durchaus nicht sehr schmerzhaften Verletzung Morphiuminjektionen erhielt, dabei die Morphium-Euphorie kennen lernte und dann zum Morphinisten wurde; um sich die Mittel zum Morphium zu verschaffen, wurde er zum Verbrecher.

Anhangsweise möchte ich noch des ärztlichen Operationsrechtes Erwähnung tun, das dem Arzte die Berechtigung gibt, die Körperintegrität zu verletzen und damit Schmerzen zu setzen. Es ist viel gestritten worden über die theoretische Begründung dieses Rechtes. Spinner findet sie darin, daß die gesetzte Körperverletzung keine widerrechtliche ist, sondern eine sachgemäße, auf Heilung gerichtete, mit Zustimmung des Kranken vorgenommene. Die verursachten Schmerzen erscheinen als ein im Interesse des höheren Zweckes nicht zu vermeidendes Übel.

Auf dem Gebiete des Strafprozeßrechtes käme in erster Linie die Vernehmungs- und Verhandlungsfähigkeit des Beschuldigten beziehungsweise Angeklagten in Betracht. Die Vernehmungsfähigkeit kann durch intensive Schmerzen gestört sein, was praktisch aber von weniger Bedeutung ist, da es sich um eine leichter durchführbare Verschiebung handelt. Die Verhandlungsfähigkeit ist nach Lossing die Fähigkeit, an dem gerichtlichen Strafverfahren sich animo et corpore beteiligen zu können; der Grundsatz der Unmittelbarkeit erfordert in der Regel die Teilnahme des Angeklagten bei der Hauptverhandlung. Ein Kranker ist verhandlungsunfähig, wenn sein Zustand ihn am Erscheinen zur Verhandlung oder an der prozessualen Mitwirkung verhindert oder wenn er nicht imstande ist, dem Gange der Verhandlung zu folgen; dies kann bei heftigen Schmerzattacken, welche eine Konzentrierung der Aufmerksamkeit unmöglich machen, der Fall sein. Das Verfahren kann dann nicht durchgeführt werden; wenn die Verhandlung gegen mehrere Angeklagte gleichzeitig geführt wird, muß das Verfahren gegen den Verhandlungsunfähigen ausgeschaltet werden. Nur beim bezirksgerichtlichen Verfahren ist die Abwesenheit des Beschuldigten kein Hindernis der Durchführung.

Intensivste Schmerzen können aber auch die prozessuale Handlungsfähigkeit der anderen Prozeßpersonen beeinträchtigen oder aufheben. Es taucht die Frage auf, was zu geschehen hat, wenn ein Mitglied des Gerichtshofes oder der Geschworenenbank derart erkrankt. In unserer Strafprozeßordnung ist dieser Fall nicht vorgesehen. Da die unbedingte Fähigkeit zur Urteilsschöpfung bei den Richtern eine unbedingte Voraussetzung des Prozesses ist, müßte nach ärztlicher Konstatierung des Falles die Verhandlung abgebrochen und vertagt werden. Wenn ein Ersatzgeschworener ausgelost ist, würde beim Wegfall eines Geschworenen diese Schwierigkeit verschwinden. Bei theoretischer Erwägung müßte aber auch zugegeben werden, daß ein derartiger Fall einen Nichtigkeitsgrund geben könnte; bei der taxativen Aufführung der Nichtigkeitsgründe ist allerdings nur erwähnt, daß der Gerichtshof nicht gehörig besetzt sei; der angeführte Fall wäre eine quaestio facti. Im Strafvollzuge können Schmerzen nur insofern in Betracht kommen, als sie Anlaß geben könnten zur Unterbrechung der Einzelhaft im Sinne des § 3 des Gesetzes vom 1. April 1872 wegen zu besorgender Nachteile für die leibliche und geistige Gesundheit.

Bei Streitfragen des bürgerlichen Rechtes kann die Schmerzfrage eine Bedeutung erlangen, wenn es sich um die Handlungsfähigkeit eines Menschen zu der Zeit handelt, zu welcher dieser von stärksten Schmerzen gequält wurde. § 21 des a. b. G. B. führt unter denen, die unter dem besonderen Schutze des Gesetzes stehen, diejenigen an, die unvermögend sind, die Folgen ihrer Handlungen einzusehen. Diejenigen, die an den Bestand transitorischer Bewußtseinsstörungen infolge von Schmerzparoxysmen glauben und daher in solchen Fällen für die strafrechtliche Unzurechnungsfähigkeit eintreten, müssen konsequenterweise auch Handlungsunfähigkeit infolge starker Schmerzen gelten lassen. Ich stehe im allgemeinen beiden Fragen sehr skeptisch gegenüber, möchte aber doch zugeben, daß unter ganz besonderen Umständen Schmerzen auf die Handlungsfähigkeit störend einwirken können, und zwar bei Rechtsgeschäften, die eine besondere Konzentration der geistigen Kräfte erfordern. Dies kann der Fall sein bei Vertragsabschlüssen und vor allem bei der Testamentserrichtung. § 869 des a. b. G. B. führt die Freiheit des Willens als ein Haupterfordernis eines Vertrages an und § 565 hebt ganz besonders hervor bei der Testamentserrichtung, daß der Wille des Erblassers im Zustande voller Besonnenheit mit Überlegung erklärt werden muß. § 567 sieht, wenn die Besonnenheit des Erblassers in Zweifel steht, eine Beurteilung durch Sachverständige vor. Ehrenzweig vertritt auch die Ansicht, daß die Testierfähigkeit nur dann vorhanden ist, wenn der Erblasser im Augenblike der Erklärung des letzten Willens über die nötige Einsicht und Überlegung verfügt. Dieser Fall kann zweifellos sehr aktuell sein und es kann leicht vorkommen, daß ein Testament, das unter der Einwirkung lebhafter Schmerzen errichtet wurde, angefochten wird. Es ist sehr bezeichnend und zum Teil gewiß auch auf das Schmerzmoment zurückzuführen, daß im ältesten deutschen Rechte letzwillige Anordnungen auf dem Siechbette der Anerkennung entbehrten.

Ein zweites Kapitel aus dem bürgerlichen Rechte, in welchem der Schmerz eine Rolle spielen kann, umfaßt die Hindernisse der Ehe. § 60 a. b. G. B. führt als solches das immerwährende Unvermögen an, die eheliche Pflicht zu leisten, wenn es schon zur Zeit des geschlossenen Ehevertrages vorhanden war; ein bloß zeitliches kann das Band der Ehe nicht auflösen. Es handelt sich da im gerichtsärztlichen Sinne um eine unbehebbare Impotentia coeundi. Haberda hat im Schmidtmannschen Handbuche die Beischlafsunfähigkeit des Mannes und des Weibes ausführlich behandelt und auch eine Reihe von Möglichkeiten angeführt, bei denen der beim Beischlafsversuche auftretende Schmerz den Geschlechtsverkehr zwischen den Ehegatten unmöglich macht. Handelt es sich um ein unheilbares Leiden, das bei Eingehung der Ehe bereits bestand, sind zweifellos die Bedingungen des § 60 gegeben. Er nennt beim Manne gummöse Infiltration der corpora cavernosa, Cavernitis auf leukämischer Basis, bei Diabetes, bei Gicht, die zu mangelhaften Erektionen, bei Schwielenbildungen zu Verbiegungen und Abknickungen und beim Coitusversuche zu lebhaften Schmerzen führen können. Während von vielen Seiten eine totale Phimose als Kohabitationshindernis gewertet wird, da Erektionen Schmerzen nach sich ziehen, meint Haberda, daß vor Gericht die Ansicht nicht zu vertreten sei, daß eine hochgradige Phimose Impotenz bedingen könne. Bei einer paralytischen Impotenz auf neurasthenischer Grundlage können nach seiner Ansicht Hodenneuralgien sowie eine übermäßige Schmerzhaftigkeit der Glans ein Begattungshindernis darstellen. Beim Weibe wäre der Vaginismus zu erwähnen, der zu Scheidungsklagen Anlaß geben kann; Haberda kann aus seinen großen Erfahrungen nur einen Fall anführen. Es handelt sich um einen Krampf der Scheidenmuskulatur, der das Eindringen des Penis verhindert; derselbe kann reflektorisch ausgelöst werden durch besondere Überempfindlichkeit der Schleimhaut des Scheideneinganges, durch die Schmerzen, die bei besonders resistentem Hymen dessen Überwindung verursacht, sowie durch andere Insulte bei der Defloration oder durch Lageveränderung der Vulva; in der Regel handelt es sich um neuropathische Frauen. Haberda sagt mit Recht, diese nervöse Disposition läßt sich nachweisen, nicht aber bei Frauen, die als virgines in die Ehe treten, ob das Leiden selbst vor der Ehe schon bestanden hat. Allenfalls können durch Lageveränderungen der inneren Genitalien und durch entzündliche Vorgänge in diesen oder den Adnexen beim Coitus derartige Schmerzen auftreten, daß dessen Durchführung dadurch gehindert wird. Reuter führt als allfälliges Kohabitationshindernis auch Varicocelen an, da bei diesen Erektionen erfahrungsgemäß sehr schmerzhaft sein können. Ulceröse Prozesse an den männlichen oder weiblichen Geschlechtsteilen können nur ein zeitweises Unvermögen bewirken.

Das österreichische Recht statuiert im § 1325 a. b. G. B., daß derjenige, der jemanden an seinem Körper verletzt, diesem auf Verlangen außer den Heilungskosten und dem Ersatz für entgangenen und allenfalls künftig entgehenden Verdienst ein den erhobenen Umständen angemessenes Schmerzensgeld zu bezahlen verpflichtet ist. Der Begriff des Schmerzensgeldes, der ausdrücklich nur im österreichischen bürgerlichen Rechte aufgestellt ist, im Gesetz aber nicht näher erklärt wird, entstammt dem alten deutschen Rechte und entspricht der Buße desselben. Das deutsche bürgerliche Gesetzbuch kennt den Ausdruck Schmerzensgeld nicht, es spricht im Falle einer Verletzung des Körpers oder der Gesundheit von Schadenersatz bei Aufhebung oder Minderung der Erwerbsfähigkeit; § 847 b. G. B. fügt allerdings hinzu, daß der Verletzte auch wegen des Schadens, der nicht Vermögensschaden ist, eine billige Entschädigung in Geld verlangen kann; derselbe Anspruch wird auch Frauen zugebilligt, gegen die ein Verbrechen oder Vergehen wider die Sittlichkeit begangen oder die durch Hinterlist, durch Drohung oder unter Mißbrauch eines Abhängigkeitsverhältnisses zur Gestattung der außerehelichen Beiwohnung bestimmt werden. Und doch wird in Entscheidungen des Reichsgerichtes wiederholt der Ausdruck Schmerzensgeld gebraucht, so zum Beispiel in einer Entscheidung über die Haftung für Schmerzensgeld durch das Verschulden von Hilfspersonen. Das schweizerische Obligationenrecht kennt den weiter gefaßten Begriff der Genugtuung. Artikel 47 sagt: bei Körperverletzung kann der Richter unter Würdigung der besonderen Umstände dem Verletzten eine angemessene Geldsumme als Genugtuung zusprechen.

Die Entscheidung des Obersten Gerichtshofes Nr. 5514 gibt eine Definition des Schmerzensgeldes; es ist seinem Wesen nach ein ausgleichendes Entgelt für die Verletzung der körperlichen Unversehrtheit, eine angemessene Entschädigung für das ausgestandene Ungemach; die Entscheidung Nr. 382 führt näher aus, daß es eine Vergütung ist sowohl für körperliche als auch für moralische Schmerzen; als moralischer Schmerz könne auch die drückende Sorge um die eigene Zukunft und die der Familie angesehen werden. Die Entscheidung Nr. 4442 von 1919 sagt, das Schmerzensgeld fällt nicht unter den Begriff des Schadenersatzes im engeren Sinne; es ist davon unabhängig; es ist Entgelt für erlittene Schmerzen und fällt daher nicht unter den Begriff der Wiedererstattung, wenn die Straftat infolge Ablauf der Verjährungsfrist erloschen ist. Ehrenzweig erblickt im Schmerzensgeld eine Genugtuung für alles Ungemach, das außerhalb der Schädigung des Erwerbslebens liegt, als Äquivalent für die Unbilden, die nicht ungeschehen gemacht werden können. Neumann-Ettenreich sieht darin einen Trost für die Nachteile der Verletzung (Verkümmerung der Freude am Dasein, Störung des Lebensgenusses, Vereitelung berechtigter Zukunftshoffnungen), der die Möglichkeit bieten soll, sich künftig gewisse früher entbehrte Bequemlichkeiten und Genüsse verschaffen zu können; diese Ansicht geht wohl über die vom Gesetze gemeinte Begriffsumgrenzung hinaus. Das Schmerzensgeld darf nicht als eine Strafe aufgefaßt werden. Ehrenzweig ist der Meinung, daß es nicht an eine Verletzung der körperlichen Integrität oder an eine ärztliche Behandlung gebunden ist, sondern daß es eine Genugtuung für widerrechtliche Handlungen überhaupt darzustellen hat, zum Beispiel für Notzucht und Schändung. Randa findet den Anspruch auf Schmerzensgeld auch gegeben bei der Ansteckung mit einer Geschlechtskrankheit. Ehrenzweig ist der Ansicht, es müsse nur der Zusammenhang der unerlaubten Handlung und der Schädigung gegeben sein; Voraussetzung bildet die Willkürlichkeit der Beschädigung, wobei es nicht darauf ankommt, ob diese vorsätzlich oder fahrlässig erfolgt. Wer innerhalb der gesetzlichen Schranken nur sein Recht ausübt, ist für daraus erwachsenen Schaden nicht haftpflichtig (Krainz); dieses Moment ist für die Beurteilung der ärztlichen Schadenersatzpflicht von großer Bedeutung. Die Schadenersatzpflicht ist durch Zahlung des Schmerzensgeldes weder aufgehoben, noch vermindert (Stubenrauch). Ehrenzweig sagt in Übereinstimmung mit der zitierten oberstgerichtlichen Entscheidung, daß im Gegensatze zur Meinung verschiedener Autoren nicht nur der körperliche Schmerz, sondern auch der seelische den Anspruch auf Schmerzensgeld berechtigt. Der Kummer, den der Verlust eines Auges, wenn er auch nicht mit Schmerzen verbunden war, auslöst, läßt den Anspruch gerechtfertigt erscheinen. In ähnlicher Weise äußert sich Randa. Mehrere

Teilnehmer an einem Verbrechen haften solidarisch, juristische Personen, welche Geschäftsunternehmungen betreiben, haften für den durch Verschulden der von ihnen bestellten Organe bei Ausführung der diesen übertragenen Geschäfte dritten Personen zugefügten Schaden, sowie bezüglich des Schmerzensgeldes (oberstgerichtliche Entscheidung Nr. 381).

Der Kläger stellt den Anspruch auf ein bestimmtes Schmerzensgeld, dieser Anspruch wird nur dann bezüglich seiner Berechtigung geprüft, wenn die beklagte Partei die Richtigkeit oder Angemessenheit bestreitet; gibt sich der Beklagte mit dem angesprochenen Schmerzensgeld zufrieden, entfällt das Streitverfahren. Im Strafprozesse ist nach § 365 St. P. O. vom Strafgerichte auch hinsichtlich der privatrechtlichen Folgen zu entscheiden, wenn der Beschädigte als Privatbeteiligter sich dem Strafverfahren anzuschließen erklärt; der Privatbeteiligte hat die Berechtigung seiner Ansprüche zu beweisen. Erfolgt kein Schuldspruch, ist der Privatbeteiligte mit seinen Entschädigungsansprüchen auf den Zivilrechtsweg zu verweisen (§ 366). Ist von Seite des Strafgerichtes ein rechtskräftiges Erkenntnis vorhanden, ist der Zivilrichter an dessen Inhalt gebunden (§ 268 Z. P. O.). Im Streitfalle haben die Sachverständigen sich zu äußern über die Schmerzhaftigkeit der Verletzung und über Grad und Dauer der Schmerzen, über das Auftreten oder Nachlassen der Schmerzen während der Behandlungsdauer und die Schmerzhaftigkeit notwendig gewordener Operationen und dergleichen; im kasuistischen Teil werden darüber nähere Angaben gemacht werden. Oft begegnet die Begutachtung dadurch großen Schwierigkeiten, daß der Heilungsprozeß zur Zeit der Beurteilung schon abgelaufen ist und ein nachträgliches Gutachten nur auf Grund vorgelegter Krankengeschichten oder von Zeugenaussagen abgegeben werden muß.

Es ist eine Erfahrungstatsache, daß der Schmerzensgeldanspruch fast stets zu hoch gestellt wird und daß oft Forderungen vorgelegt werden, die ganz unberechtigt sind. Im Gesetze ist die Rede von einem den erhobenen Umständen angemessenen Schmerzensgelde. Die Bemessung ist im Streitfalle Sache des Richters. Die Entscheidung des Obersten Gerichtshofes Nr. 5582 sagt, diese Bemessung werde umso höher ausfallen, wenn die Körperverletzung eine bedeutende, die Heilung, beziehungsweise die Gesundheitsstörung eine längere war, die mit der Verletzung verbundenen Schmerzen intensiv und die üblen Folgen für Leben und Gesundheit empfindliche waren. In der Entscheidung Nr. 564 heißt es, das Schmerzensgeld ist insbesonders nach Würdigung des Grades der Verletzung, dann deren Folgen und der verursachten Schmerzen zu bemessen.

Der Schmerz, sagt Krainz, läßt eine Abschätzung in Geld nicht zu, daher muß nach den erhobenen Umständen die Billigkeit entscheiden. Ehrenzweig verlangt Berücksichtigung der Größe des Verschuldens, ob Vorsatz oder Fahrlässigkeit vorliegt, sowie der Vermögensverhältnisse des Beschädigers und des Beschädigten, während Neumann-Ettenreich der Meinung ist, das Schmerzensgeld hänge nicht ab vom Grade des Verschuldens und auch nicht von den Vermögensverhältnissen, da vor dem Gesetze alle Menschen gleich seien. Die Ansicht Ehrenzweigs scheint der Forderung des Gesetzes nach Angemessenheit mehr zu entsprechen. Friedreich und Stubenrauch haben mit Recht den großen Einfluß der individuellen Konstitution bei Beurteilung des Grades der ausgestandenen Schmerzen hervorgehoben. Bei Bemessung des Schmerzensgeldes ist der Zeitpunkt zugrunde zu legen, in welchem die Umstände, die dafür maßgebend sind, zu überblicken sind und in dem sich daher über Dauer der Schmerzen und Schwere der Verletzung ein abschließendes Urteil fällen läßt. (Entscheidung des Obersten Gerichtshofes Nr. 23 ex 1924); es kam dies bei der sinkenden Kaufkraft unseres Geldes in den letzten Jahren sehr in Betracht. Im Falle des Zuspruches von Schmerzensgeld gebühren dem Kläger auch die vom Tage der Klage an laufenden Zinsen (Entscheidung des Obersten Gerichtshofes Nr. 1242).

Der Anspruch auf Schmerzensgeld ist ein höchst persönlicher und daher nicht vererbbar, er kann auch weder zediert noch verpfändet werden (Entscheidung des Obersten Gerichtshofes Nr. 250). Vererblich und übertragbar wird er nur, wenn er durch Vereinbarung des Verletzten mit dem Beschädiger, das heißt durch Vergleich, oder durch rechtskräftiges gerichtliches Urteil in einen Geldanspruch umgewandelt worden ist (Entscheidungen des Obersten Gerichtshofes Nr. 1408, 1503). Die Verpflichtung zur Zahlung des Schmerzensgeldes geht aber, wie Stubenrauch betont, auf die Erben des Beschädigers über. Erst durch den Einlauf bei der Einlaufstelle oder durch protokollarische Aufnahme bei Gericht, nicht aber schon durch die Aufgabe zur Post, erscheint die Klage auf Schmerzensgeld bei Gericht anhängig (Entscheidung des Obersten Gerichtshofes Nr. 1456).

Eine Ausnahme von der Haftung tritt ein, wenn der Beschädigte gleichfalls Schuld am Schaden trägt, es kann dann unter Umständen ein Teilanspruch zugebilligt werden; wenn das Verhältnis des Schuldanteils sich nicht bestimmen läßt, kann der Anspruch im Sinne des § 1304 a. b. G. B. auf die Hälfte bemessen werden (Krainz). Der Beschädigte darf auch nicht der provozierende Teil gewesen sein, wenn er den Anspruch nicht verwirken will.

Nach dem Gesetze vom 28. Dezember 1887, betreffend die Unfallversicherung der Arbeiter, kommt es bei Unfällen der in den Wirkungskreis dieses Gesetzes Fallenden nicht auf einen Schadenersatz und daher auch nicht auf ein Schmerzensgeld im Sinne des § 1325 a. b. G. B. an, dem Versicherten gebührt dann eine Rente, die, vom Beginn der fünften Woche nach Eintritt des Unfalles angefangen, für die Dauer der Erwerbsunfähigkeit gewährt und nach dem Grade der Erwerbsunfähigkeit mit einer entsprechenden Quote des Arbeitsverdienstes bemessen wird (§ 6). Die Entscheidung des Obersten Gerichtshofes Nr. 4044 führt zur Illustration folgenden Fall an. Ein Fabriksbesitzer hatte unterlassen, die unter dem Arbeitstische laufende Transmissionswelle mit einer Schutzvorrichtung zu versehen; eine die Reinigung besorgende Arbeiterin geriet mit den Zöpfen in die Welle, erlitt eine schwere Verletzung und stellte nun Ansprüche auf Schadenersatz und Schmerzensgeld. Das Gericht wies die Klage ab, da für einen Unfall im Fabriksbetriebe die Bestimmungen des Gesetzes über die Arbeiter-Unfallversicherung gelten; die Motivierung ging dahin, der Betriebsunternehmer trage fast die Kosten allein der Arbeiter-Unfallversicherung, er müsse daher auch eine gewisse Begünstigung bezüglich der Haftung bei Betriebsunfällen genießen. Die Unfallsrente umschließt die gesamte Vergütung des durch den Betriebsunfall zugefügten Schadens, weitergehende Schadenersatzansprüche im Sinne des § 1325 bis 1327 a. b. G. B. und vor allem der Anspruch auf Schmerzensgeld steht daher nicht zu (Entscheidung des Obersten Gerichtshofes Nr. 379). Der Arbeitgeber selbst haftet darüber hinaus nur, wenn er oder sein Vertreter vorsätzlich den Unfall herbeigeführt hat (§ 46), oder wenn er die zum Schutze der Arbeiter erlassenen behördlichen Vorschriften außeracht gelassen hat (Entscheidung des Obersten Gerichtshofes von 1902 Nr. 262). Er haftet dann für den Mehrbetrag, um welchen die nach dem a. b. G. B. gebührende Entschädigung (Schadenersatz und Schmerzensgeld) den Betrag dessen übersteigt, was der Versicherte von der Versicherungsanstalt zu erhalten hat. Das deutsche Arbeiter-Unfallversicherungsgesetz vom 6. Juli 1884 war das Vorbild des österreichischen, es enthält daher im ganzen analoge Bestimmungen und kennt auch das Schmerzensgeld nicht. Während das schweizerische Fabrikshaftpflichtgesetz von 1881 keinen Anspruch auf Schmerzensgeld erwähnt, kann nach dem schweizerischen Eisenbahnhaftpflichtgesetz von 1905 bei Fällen von Arglist oder grober Fahrlässigkeit dem Verletzten eine angemessene Geldsumme zugesprochen werden als Entschädigung für ein sogenanntes Tort moral, das heißt für ausgestandene körperliche und seelische Schmerzen, die den Lebensgenuß beeinträchtigen (Kaufmann).

Da es, wie früher dargestellt wurde, bei Schmerzparoxysmen oft zu motorischen Entladungen kommt, kann der Fall eintreten, daß der Schmerzgequälte fremdes Gut beschädigt oder vernichtet. Es fragt sich nun, wie weit die Schadenersatzpflicht reicht, wenn der Sacheigentümer Schadloshaltung verlangt. § 1306 a. b. G. B. besagt: den Schaden, welchen jemand ohne Verschulden oder durch eine unwillkürliche Handlung verursacht hat, ist er in der Regel zu ersetzen nicht schuldig. Die Antwort auf die Frage, ob in einem solchen Falle Schadenersatz gefordert werden kann, hängt damit zusammen, ob man anerkennt, daß intensive Schmerzen Bewußtseinstrübungen bewirken können, in denen der Handelnde für seine Tat nicht verantwortlich zu machen ist. Wie bereits früher gesagt, stehe ich dieser Auffassung im allgemeinen abweisend gegenüber. Es ließe sich aber noch daran denken, daß eine unwillkürliche Handlung im juristischen Sinne eine Reflexhandlung im medizinischen Sinne darstellen würde, und es kann wohl keinem Zweifel unterliegen, daß unter dem Einflusse von Schmerzen Reflexhandlungen vorkommen können. Die Entscheidung im Einzelfalle ist eine quaestio facti.

Eine weitere Frage ist, wie die Verweigerung einer mit Schmerzen verbundenen Behandlung oder einer schmerzhaften Operation rechtlich zu beurteilen ist, beziehungsweise welche Folgen sie hat. Thiem sagt, Pflicht des Verletzten ist es, zu seinem Teile zur möglichst erfolgreichen Durchführung des Heilverfahrens beizutragen und sich nicht offenbar ungefährlichen Maßnahmen zu widersetzen; die Verletzten sind also gehalten, sich die erforderlichen Verbände anlegen zu lassen, sich einer gebotenen Massage zu unterziehen, unter Umständen auch einen Stützapparat zu tragen, auch kann die Duldung gewisser Schmerzen zu Heilungszwecken den Verletzten nicht erspart bleiben. Maßnahmen, die eine ordentliche Wundbehandlung ermöglichen, müssen ertragen werden, zum Beispiel die Freilegung der verletzten Stelle, in der Regel auch kleine Einschnitte im Eiterherd. Über letzteres ließe sich streiten, denn es obliegt keinem Zweifel, daß Operationen, das heißt Eingriffe in den Bestand und die Unversehrtheit des Körpers, nur mit Einwilligung des Kranken vorgenommen werden dürfen. Das in der Nachkriegszeit bei uns geschaffene Krankenanstaltengesetz betont ausdrücklich, daß Operationen nur mit Zustimmung des Kranken oder seines gesetzlichen Vertreters vorgenommen werden dürfen. Der Begriff Operation läßt sich nicht abgrenzen, meiner Ansicht nach erstreckt er sich auch auf Incisionen bei Phlegmonen und Abszessen. Die Unfallgesetzgebung sieht den Fall der Verweigerung einer schmerzhaften Behandlung nicht vor; da in einem solchen Falle aber die Erreichung der Erwerbsfähigkeit verzögert und der Rentenbezug unnötigerweise verlängert wird, wird in der Praxis die Versicherungsanstalt wohl zu Pressionsmitteln greifen müssen. In der zivilen Gerichtspraxis gilt der Grundsatz, daß die Weigerung, sich einer kleinen Operation zu unterziehen, um potent zu werden, zum Beispiel Dehnung der Scheide bei Vaginismus in der Narkose, der Weigerung der Leistung der ehelichen Pflicht gleichgesetzt wird; es würde dann ein immerwährendes Unvermögen angenommen, das den Grund zur Scheidung der Ehe gibt (Haberda). Die Entscheidung des Obersten Gerichtshofes Nr. 1137 besagt hinsichtlich der Schadenersatzpflicht, die Weigerung des Verletzten, sich einer, wenn auch ungefährlichen und nicht besonders schmerzhaften Operation zu unterziehen, durch welche der Heilungsprozeß beschleunigt werden könnte, befreit den Urheber der körperlichen Verletzung nicht von der Haftung für die Gesamtdauer der Gesundheitsstörung oder Berufsunfähigkeit.

Am Schlusse dieses Kapitels möchte ich dem Strafrechtslehrer unserer Universität Herrn Hofrat Professor Dr. Adolf Lenz für juristischen Beirat meinen ergebensten Dank aussprechen.

V. Schmerzkasuistik

Es soll meine Aufgabe sein, im Anschlusse an die vorstehenden Ausführungen zur Erläuterung derselben noch kasuistisches Material folgen zu lassen; es umfaßt dies 135 zivilgerichtliche Begutachtungen, die mir Herr Professor Dr. Reuter in dankenswertester Weise zur Verfügung gestellt hat, und 2300 Kriegsbeschädigungen, die ich in drei Jahren selbst vom nervenärztlichen Standpunkte aus begutachtet habe. Die Begutachtung von Körperverletzungen und ihren rechtlichen Folgen ist schwierig und erfordert Erfahrung; es sei mir gestattet, allgemeine Richtlinien der kasuistischen Schilderung beizufügen. Seit die Unfallversicherung in Kraft getreten ist, hat sich das Bild ganz verändert; es besteht, wie Kaufmann es nennt, eine Unfallsüchtigkeit, die Versicherten sind viel empfindlicher als die Unversicherten. Das Bild der Unfallsneurosen hat sich erst herausgebildet. In erster Linie ist eine individuelle Auffassung nötig; Lebensalter und Geschlecht ist zu berücksichtigen und vor allem die persönliche Veranlagung, die durchaus noch in den Grenzen des Normalen sich bewegen kann. Es gibt überängstliche, wehleidige und auf der anderen Seite sehr widerstandsfähige Menschen; es gibt auch Lebensphasen und Situationen, die eine größere Empfindlichkeit zeitigen. Ich möchte nur die Einzelhaft erwähnen, die Hypochonder züchtet; auch an psychische Infektionen und Massensuggestionen ist zu denken. Übertreibungen gehören zu den alltäglichen Erscheinungen, da allgemein die Tendenz besteht, möglichst viel für sich herauszuschlagen. Simulationen kommen auch vor, gewiß aber nicht so häufig, als vielseitig angenommen wird. Nach der pathologischen Seite hin sind es die neuropathischen und psychopathischen Dispositionen, die eine eigene Unfallsreaktion zeitigen können. Letztere gibt den Boden für die hypochondrische Einstellung; es kommt dabei auf autosuggestivem Wege zu einer Fixierung der subjektiven Beschwerden, auf die sich die ganze Aufmerksamkeit lenkt. Der Hypochonder engt seinen ganzen Vorstellungsinhalt auf die Beschwerden ein, bleibt beharrlich bei denselben und reagiert darauf mit einer depressiven Verstimmung. Auf dem Boden der neuropathischen Disposition entsteht die sogenannte traumatische Neurose, das Schmerzenskind der Unfallsmedizin, auch als Rentenneurasthenie beziehungsweise Hysterie oder als Begehrungsneurose bezeichnet; das auslösende Moment ist die Tatsache des Versichertseins, der Rentenkampf mit seinen Wünschen, Hoffnungen und Enttäuschungen, das Aufhetzen von anderer Seite, Rechtsbelehrungen und nicht zuletzt das zweckwidrige Verhalten mancher Ärzte, die unvorsichtige Äußerungen tun, Gefälligkeitszeugnisse geben oder Fehldiagnosen und Fehlbegutachtungen verschulden. Es sind, wie Strümpell sagt, schwache Naturen, die dem Anprall nicht gewachsen sind. Das Entschädigungsverfahren wirkt durch die auftauchenden Begehrungsvorstellungen stärker als der Unfall selbst. Der Gang des Prozesses ist dann weiter geeignet, eine Steigerung des Leidens hervorzurufen, und wenn eine hohe Rente erreicht wird, ist die Prognose besonders ungünstig zu stellen; es ist deswegen unbedingt ratsam, keine dauernde zu geben, sondern eine gestaffelte, allmählich abfallende Schonungsrente und sobald als möglich zur Kapitalsabfindung zu greifen. Bei der Beurteilung ist daran zu denken, daß mit der Zeit eine Anpassung des Organismus und damit eine Gewöhnung an die Unfallsfolgen eintreten kann, was allerdings von Lebensalter, Intelligenz und Energie abhängt; die Folge der Gewöhnung wäre eine subjektive Besserung und damit eine Verminderung der Rente. Ferner ist im Auge zu behalten, daß Konstitutionsanomalien, Involutionserscheinungen wie Arteriosklerose und komplizierende Krankheiten die Erscheinungen beeinflussen können und daß Neuropathen auch ohne Unfall über allerlei Schmerzen klagen, vor allem über Kopf- und Kreuzschmerzen. Auch der nicht so seltenen Berufs- und Gewerbekrankheiten darf nicht vergessen werden; zu erwähnen wären da die mannigfachen Neuritiden, zum Beispiel die des Ulnaris bei Schiffern, Glasarbeitern, Telegraphistinnen, die des Medianus bei Melkern, die des Ulnaris und Radialis bei Schlossern, Schneidern und Tischlern, die nicht selten vorkommen bei neuropathisch Veranlagten, nach Infektionen und Intoxikationen, namentlich bei Alkoholikern. Die Unfallsneurosen können durch den Unfall selbst ausgelöst sein und im unmittelbaren Anschlusse an diesen auftreten; die Erscheinungen sind dann im Beginn am stärksten, sind nicht von langer Dauer und zeigen regressive Tendenz, oder es tritt die Neurose mit progressivem Charakter erst einige Zeit nach dem Unfall im Entschädigungsverfahren auf; bei diesen ist der unmittelbare kausale Zusammenhang mit dem Unfall nicht bestehend.

Die richtige Erkennung dieser Neurose stößt oft auf Schwierigkeiten; die Untersuchung muß mit allen Hilfsmitteln der Wissenschaft geführt werden. Oft bedarf es längerer Beobachtung und eingehenden Aktenstudiums, um den Fall richtig zu erfassen und zu deuten. Es ist auch notwendig, sich psychologisch in den Fall zu vertiefen, um die Glaubwürdigkeit angegebener Schmerzen, den Gesundheits- und Arbeitswillen beurteilen zu können; dem Erfahrenen wird manches der Gesamteindruck sagen. Die Art des Unfalls und die Zeit, die zwischen dem Unfalle und dem Auftreten der Schmerzen liegt, fällt ins Gewicht (Ledderhose). Reelle Schmerzen behalten ihren Sitz und Charakter; sie exazerbieren je nach ihrer Art unter gewissen äußeren Momenten, zum Beispiel Witterungswechsel, Druckpunkte sind konstant, ihre Reizung löst Abwehrbewegungen und Schmerzäußerungen aus; allenfalls findet sich eine Schmerzreaktion der Pupillen oder das Mannkopfsche Symptom. Subjektive Beschwerden dürfen nicht überschätzt und nicht durch Suggestivfragen provoziert werden; es ist das Verhalten des Kranken zu beachten, wenn er sich unbeobachtet wähnt. Bei der Rentenneurose ist das Bild mehr wechselnd; beim neurasthenischen Bilde derselben stehen im Vordergrunde die Kopfschmerzen, die als Kopfdruck geschildert und durch Ablenkung der Aufmerksamkeit gemindert werden können. Die Aufmerksamkeit ist vorwiegend auf die verletzte Stelle gerichtet; von ihr gehen Schmerzen und Sensationen aus. Dazu kommen vasomotorische Störungen, Organgefühle und Verdauungsbeschwerden verschiedener Art. Dem steht das hysterische Bild gegenüber mit Clavus, Globus, Gefühlsstörungen in Form von Hemianalgesien oder Hypalgesien, insel- oder manschettenförmigen Sensibilitätsstörungen, hysterogenen Zonen, Ovarie. Die Schmerzen werden exzessiv geäußert mit wechselnder Lokalisation, die Druckpunkte werden wechselnd angegeben, der Schmerzausdruck ist sehr intensiv. Durch Auto- und Fremdsuggestion kommt es zur Steigerung der Symptome; beim geringsten Arbeitsversuch und bei psychischen Erregungen steigern sich die Schmerzen. Die Verletzung ist längst geheilt, die verletzte Stelle ist aber noch sehr schmerzempfindlich, Stellungen, die ursprünglich wegen der Schmerzen eingenommen wurden, werden festgehalten. Wenn die Kranken sich nicht beobachtet glauben, ändert sich ihr Verhalten; sie werden dann heiter und vergessen ihr Leid (Reichardt, Thiem, Kaufmann, Engel, Waibel).

Jeder ältere Arzt wird zur Erkenntnis gelangt sein, daß bei jedem organischen Leiden eine mehr oder weniger große funktionelle Komponente besteht, die einer suggestiven Behandlung zugänglich ist. Im Kriege hatten wir täglich Gelegenheit, uns von der Bedeutung der funktionellen Störungen ein Bild zu machen; anfangs, als noch kräftigeres und widerstandsfähigeres Menschenmaterial im Felde stand, trat dies noch nicht so sehr in Erscheinung wie später, wo auch Nervenschwächlinge in großer Zahl eingestellt wurden, die den verschärften Kampfmitteln nicht gewachsen waren. Die Granatverschüttungen waren an der Tagesordnung und Reichardt sagt mit Recht: „Nicht die Granateinschläge haben Hysterie gemacht, sondern der Wunsch, nicht mehr solchen Gefahren ausgesetzt zu sein“ (Selbstschutz). Am Verbandplatze wuchs die Zahl der mit allerlei vagen Schmerzen Zurückgehenden, denen alles weh tat, und in der Nachkriegszeit hat der Wunsch nach der Invalidenrente Begehrungsneurosen in ungemessener Zahl erzeugt. Bei meinem großen Kriegsbeschädigtenmaterial ist ein beträchtlicher Teil, der nur funktionelle Symptome zeigt; und dann gibt es wieder viele mit organischen Veränderungen, bei denen funktionelle Störungen aufgepfropft sind, unter denen die Kopfschmerzen an erster Stelle stehen. Bei der Beurteilung der funktionellen Beschwerden habe ich stets das größte Gewicht auf den Kräfte- und Ernährungszustand gelegt.

Unter den Reuterschen Fällen zeigen sich bei ungefähr der Hälfte nervöse Störungen; bei der geringeren Zahl derselben schlossen sich diese nervösen Beschwerden unmittelbar dem Unfall an und standen zweifellos mit demselben in kausalem Zusammenhange. Das war vor allem der Fall bei den sogenannten Commotionsneurosen, welche die prominentesten Vertreter dieser echten Unfallsneurosen sind. Dem Trauma folgte eine längere oder kürzere Zeit der Bewußtlosigkeit, während welcher die Kopfschmerzen naturgemäß nicht zum Bewußtsein gelangten; dann folgte eine Phase starker Kopfschmerzen, bei denen sich aber, wie bei allen diesen echten Unfallsneurosen, die regressive Tendenz bald bemerkbar machte. Allmählich abklingend hielten die Schmerzen mit Intensitätsschwankungen, die meistens durch Witterungswechsel, Anstrengungen oder Aufregungen bedingt waren, noch durch Monate an. In anderen Fällen war ein stärkerer psychischer Schock, der Schreck oder ein dem Unfalle folgendes längeres Krankenlager der Ausgangspunkt der Neurose;

um einen Zusammenhang zwischen Schock und Neurose glaubhaft erscheinen zu lassen, müssen aber Anhaltspunkte für den Grad der Schockwirkung vorhanden sein. Unglaubwürdig erscheint eine solche, wenn der Verletzte nach dem Unfalle selbst ohne Unterstützung zur Wachstube gehen oder nach Hause fahren konnte, was meistens der Fall ist. Es muß daran festgehalten werden, daß beim Verletzten eine Disposition, eine gewisse Neurosenbereitschaft bestanden haben muß, wozu oft noch komplizierende Krankheitszustände oder konditionelle Momente kommen. Von ersteren ließ sich öfters Arteriosklerose, chronischer Alkoholismus, Lues, höhergradige Anämie, diese einmal im Gefolge einer latenten Apicitis feststellen; von letzteren wäre bei Frauen Gravidität und Menstruation zu erwähnen. Es kommt auch auf die Art des Unfalles an, der sich oft aus den bestehenden Verletzungsfolgen ermessen läßt. Neben den Kopfschmerzen, die am meisten hervorstechen, finden sich die anderen Krankheitsmerkmale der Neurose: Schwindel, Schlafstörung, Angstgefühle und dergleichen. Der objektive Befund muß ebenfalls Anhaltspunkte liefern; geringgradige subjektive und objektive Krankheitszeichen genügen nicht zur Stellung der Diagnose einer Unfallsneurose. Bei höhergradigen echten Unfallsneurosen ist die Erwerbsunfähigkeit anfangs mit 100% zu bemessen und dann eine staffelweise absteigende Schonungsrente zuzuerkennen; die Dauer der einzelnen Rentenstufen richtet sich nach dem Falle. Weitaus überwiegend ist die Zahl der Begehrungsneurosen, die querulatorischen Charakters sind und erst einige Zeit nach dem Unfalle einsetzen, die, durch die Erwartung auf Entschädigungsansprüche hervorgerufen und wach erhalten, im Verlaufe des Prozesses autosuggestiv in ihren Erscheinungen gesteigert werden und dann oft zu hypochondrischer Einstellung führen. Die Durchsicht der Befunde zeigt übereinstimmend, daß bei ihnen die nervösen Beschwerden, unter denen wieder die Kopfschmerzen die Hauptrolle spielen, progressiv zunehmen und erst zum Schwinden kommen, wenn durch Beendigung des Prozesses nach der einen oder anderen Seite Gewißheit geschaffen wird. Auch da fand sich, daß es sich stets um Personen handelte, die neuropathisch veranlagt, bisweilen manifest hysterisch waren oder bei denen sonst eine Grundlage gegeben war, auf der die Neurose wuchern konnte. Interessant ist die Feststellung, daß bei leichteren Verletzungen, bei einfachen Schnittwunden oder Rißquetschwunden diese Begehrungsneurosen nicht zu finden waren und daß die Häufigkeit derselben im geraden Verhältnisse mit der Schwere der Verletzung zunahm, da dann begreiflicherweise die Aussicht auf Realisierung der Entschädigungsansprüche wuchs; am häufigsten fanden sie sich bei Knochenbrüchen und schweren Kontusionen. Bei der

Begutachtung muß darauf hingewiesen werden, daß nicht der Unfall selbst die Neurose auslöst, sondern erst die aus dem Unfall abgeleiteten Erwartungen; dementsprechend muß die Frage der Erwerbsunfähigkeit sehr vorsichtig behandelt werden. Kretschmer stellt als Axiom die Forderung auf, die hysterischen Schmerzen (Kopfschmerzen, „Rheumatismus", Pseudoischias usw.) und diffuse Mitempfindungen (Schwindel, Herz- und Magenbeschwerden usw.) sollen an sich grundsätzlich nicht als rentenberechtigt gelten. Hysterische Schmerzen können zu Reflexhysterien führen, zum Beispiel der Ausgangspunkt für echte Spasmen und Kontrakturen werden. Letztere, aber nicht die Schmerzen an sich, sind dann rentenberechtigt.

Es seien zur Illustrierung kurz einige Fälle mitgeteilt:

V. St., 18jährige Verkäuferin, saß auf dem Klosett, als ihr der gußeiserne Deckel der Wasserspülung auf den Kopf fiel und sie ein Wasserstrahl traf; sie wurde angeblich bewußtlos, hatte dann heftige Kopfschmerzen und Brechreiz, war 14 Tage bettlägerig. Nach dem Verlassen des Bettes stellten sich die Kopfschmerzen durch mehrere Monate noch zeitweise in großer Intensität ein, so daß sie erst nach 9 Monaten ihren Beruf wieder aufnehmen konnte. Eine Gehirnerschütterung scheint nicht bestanden zu haben, doch spricht der gleichzeitige Brechreiz für den Bestand von Gehirnreizerscheinungen; es mußte zugegeben werden, daß bei dem neuropathisch disponierten Mädchen der Unfall eine starke Schockwirkung erzeugen und so eine Neurose auslösen konnte. Es war anzunehmen, daß in der ersten Woche nach dem Unfalle sehr starke Kopfschmerzen bestanden haben, daß sie dann aber rasch an Intensität abnahmen und in einer das Allgemeinbefinden beeinträchtigenden Weise höchstens bis in die 3. oder 4. Woche nach dem Unfalle bestanden haben konnten; nachher konnte höchstens noch ein geringer Kopfdruck bestanden haben. Die Erwerbseinbuße wurde demnach durch 2 Wochen mit 100%, durch 6 Wochen mit 50%, durch weitere 2 Monate behufs Schonung mit 20% angenommen (Reuter).

A. S., 34jährige Klavierlehrerin, wurde, auf dem Bürgersteig gehend, von einem Auto erfaßt und gegen die Mauer gedrückt; sie kroch unter dem Auto hervor und fuhr mit der Straßenbahn nach Hause. Sie hatte Brustschmerzen, Atemnot, Kopfschmerzen und Angstzustände, blieb drei Wochen zu Bett, eine Beinwunde eiterte; Kopf- und Kreuzschmerzen, Druck auf der Brust und Schwindelgefühl hielten an und 8 Monate nach dem Unfalle klagte sie noch über dumpfen Kopfdruck, Reißen in den Gliedern und Kreuzschmerzen. Sie hatte eine Quetschung des Brustkorbes und sonstige multiple Quetschungen erlitten, auf welche die ursprünglich vorhandenen lokalen Schmerzen zurückzuführen waren, die zweifellos in den ersten Tagen stark waren und, allmählich abklingend, sich bis in die 2. oder 3. Woche fühlbar machten. Bei Beurteilung der nervösen Beschwerden mußte der Beruf der Klägerin als Musiklehrerin, der erfahrungsgemäß zu nervösen Störungen disponiert, herangezogen werden, anderseits der Umstand, daß sie sich aus ihrer Lage nach dem Unfalle selbst zu befreien vermochte und allein heimfahren konnte, was einen schweren psychischen Schock und damit eine schwere Schädigung des Zentralnervensystems durch den Unfall ausschließt; auch ein langes Krankenlager bestand nicht. Es war erklärlich, daß die zweifellos schon vor dem Unfalle nervös veranlagte Frau auf die Schreckwirkung sehr stark reagierte und daß sie ihre Beschwerden autosuggestiv verstärkte, daß somit die bestehenden nervösen Symptome durch den Unfall verschlimmert wurden. Als Maßstab für die Dauer der schweren nervösen Störungen wurde die Angabe der Beschädigten zugrunde gelegt, daß ihr Körpergewicht nach zirka 3 Monaten wieder gestiegen sei, was als objektives Kriterium der Besserung anzusehen ist. Die Erwerbseinbuße wurde für 4 Wochen mit 100%, durch weitere 3 Monate mit $33^1/_3$% angenommen (Reuter).

A. Sch., 32 Jahre, wurde von ihrem Manne mit Schwefelsäure im Gesichte überschüttet und erlitt ausgedehnte, äußerst schmerzhafte Verätzungen, die plastische Operationen an den Augenlidern bedingten. Bald nach dem Unfalle stellten sich Kopfschmerzen neben Depressionszuständen ein, die Schmerzen steigerten sich bei Erregungen (Reuter).

K. St., 18 Jahre. Sein Vater war an Lyssa gestorben, er hatte die Krankheitserscheinungen gesehen. Er selbst hatte früher öfter Kopfschmerzen. Mai 1925 wurde er von einem Hunde in das linke Bein gebissen, legte anfänglich der Verletzung keine Bedeutung bei und ging seinem Berufe nach; nach 2 Monaten ließ er sich in das Spital aufnehmen mit Halsschmerzen und Schlingbeschwerden. Die Untersuchung ergab eine neuropathische Konstitution und Anämie mit einer Summe funktionell nervöser Symptome sowie eine Laryngitis. Aus Angst vor dem ihm bekannt gewordenen Schrecken der Wutkrankheit hatte er autosuggestiv die geringen, durch die Laryngitis ausgelösten Schmerzen ins Ungemessene gesteigert (Reuter).

Bei der Unfallsbegutachtung steht, wie schon aus der Behandlung der Unfallsneurosen hervorgeht, der Kopfschmerz an erster Stelle. Kopfschmerzen können ein Lokalsymptom darstellen bei örtlichem Trauma oder sie können ein Teilsymptom bilden. Es kann sich im ersten Falle um anatomische Veränderungen am Schädeldache handeln, Knochenimpressionen, Knochensplitterungen, dann um intrakranielle Narbenprozesse, um Hämatome der Dura oder um Prozesse in den Hirnhäuten und im Gehirn. Eine zweite Gruppe von Kopfschmerzen stellen diejenigen vor, die ohne äußere Verletzung nach einer Commotio cerebri auftreten, die lange Zeit das Trauma überdauern. Ich habe sehr oft Gelegenheit gehabt, mich von der Hartnäckigkeit gerade dieser Art der Kopfschmerzen zu überzeugen, die das Bild der Commotionsneurosen beherrschen. Die dritte Gruppe der Kopfschmerzen sind diejenigen bei den traumatischen Neurosen, bei denen oft ein auffallendes Mißverhältnis besteht zwischen dem Grade der Schmerzen und der Schwere des Traumas. Bei lokal bedingten Schmerzen zuckt der Beschädigte oft schon bei der leisesten Berührung der Verletzungsstelle zusammen, die Schmerzen werden konstant an derselben Stelle geäußert und bleiben auch bei Ablenkung der Aufmerksamkeit bestehen. Bei Commotionsneurosen und bei funktionellen Hirnreizerscheinungen nach Kopfverletzungen bestehen neben den Kopfschmerzen noch andere zerebrale Symptome, lange dauern dann die neurasthenischen Nachwehen an; beim Bücken äußern sich die Kopfschmerzen besonders unerträglich und machen Arbeit in dieser Stellung unmöglich (Thiem, Ledderhose). Je schwerer die Commotio, desto länger dauern die Kopfschmerzen, doch auch sie lassen in absehbarer Zeit nach und verschwinden schließlich. Die Schmerzen bei Unfallsneurosen werden meist als Dauersymptom geschildert vom Charakter des neurasthenischen Kopfschmerzes und von verschiedenster Intensität. Die Wirklichkeit der Schmerzen läßt sich nicht einwandfrei nachweisen, an Übertreibung ist jedenfalls zu denken, wenn Gesichtsausdruck und Verhalten nicht entsprechend sind. Die von wirklichem Kopfschmerz Gequälten haben einen vorsichtigen Gang, vermeiden jede Erschütterung und suchen die Einsamkeit; bei einseitigem Kopfschmerz ist oft die entsprechende Schläfenarterie geschlängelt, die Haut der Gesichtshälfte gerötet und heißer (Flatau, Windscheid, Reichardt). A. Fuchs hat Kopfschmerzen und Schwindel oft als erwerbsvermindernde Spätfolge nach Kopfverletzungen beobachtet. Erwähnen möchte ich nur, da allenfalls Ansprüche dauernd gefolgert werden könnten, die lästigen, schwer zu bekämpfenden Kopfschmerzen nach Lumbalanästhesien (Lundwall und Mahnert). Jaschke führt diese neuerdings auf leichte Veränderlichkeit der Tropacocain-Kochsalzlösung zurück und will sie ausschalten durch Weglassung des Kochsalzes. Unter den von mir begutachteten 2300 Kriegsbeschädigten klagten 695 über Kopfschmerzen; es war dies die alltägliche Klage. Dort wo Verletzungen des Schädels stattgefunden hatten mit Impressionen oder Defekten, fand sich meist eine starke Druckempfindlichkeit der Narbe und der Umgebung der Narbe sowie der durch Trepanation gesetzten Narben. Das Mannkopfsche Symptom konnte ich verhältnismäßig selten auslösen. Diese lokal bedingten Schmerzen machten sich besonders bei Witterungswechsel bemerkbar, beim Bücken, bei schnellem Gehen, bei der Arbeit und unter dem Einflusse der Hitze, kurz unter allen Verhältnissen, die Kongestionen und damit Zirkulationsstörungen hervorzurufen geeignet waren; oft steigerten sie sich nachts zur unerträglichen

Höhe. Auch geistige Anstrengungen und Erregungen wirkten schädlich. Bei schweren Schädelverletzungen fanden sich dann auch organische Ausfallserscheinungen anderer Art, Paresen, Paraphasie, Vestibularis-Schädigungen und dergleichen. In vielen Fällen waren die Kopfschmerzen noch Residuen nach seinerzeitiger Gehirnerschütterung. Auch bei den nachweisbaren Schädelverletzungen wurde aber oft über Kopfschmerzen geklagt, die offenbar funktionellen Charakters waren; die weitaus überwiegende Zahl der Klagen bezog sich aber auf rein funktionelle Kopfschmerzen, die immer übereinstimmend geschildert wurden als Kopfdruck, Reifen-, Helmgefühl und dergleichen. Häufig fanden sich aber für die Kopfschmerzen, die auf den Unfall bezogen wurden, andere Ursachen, vor allem Trigeminusneuralgien, Migräne, überraschend oft Basedowsche Krankheit, dann ziemlich oft chronischer Alkoholismus, sehr oft Lues und Arteriosklerose, Restbefunde nach Apoplexien und Meningoencephalitiden, progressive Paralyse, Schizophrenie, in mehreren Fällen Frühstadium von multipler Sklerose, Morphinismus, syphilophobe Neurasthenie, Bleivergiftung, Paralysis agitans, postepileptische, posttyphöse Zustände und dergleichen.

Bei den Reuterschen Fällen waren es in verhältnismäßig wenig Fällen direkte Schädeltraumen, welche Kopfschmerzen bedingten; in den meisten Fällen bildeten die Kopfschmerzen nur ein Teilsymptom einer Neurose oder sie waren bedingt durch Prozesse, die mit dem Unfalle in keinem kausalen Zusammenhange standen, oder es kam durch den Unfall zu einer Verschlimmerung der anderwärts bedingten Kopfschmerzen. So fand sich in mehreren Fällen eine Lungentuberkulose, beziehungsweise ein chronischer Lungenspitzenkatarrh, der an sich durch eine Intoxikation des Organismus Kopfschmerzen erzeugt, wo dem Trauma höchstens eine Verschlimmerung der Schmerzen zuzubilligen war; in einem anderen Falle hatte vor dem Unfalle, der mit einem starken psychischen Schock verbunden war, eine Migräne bestanden. Die Kopfschmerzen hatten 14 Tage nach dem Unfalle konstant bestanden und waren dann nach und nach abgeklungen, hatten aber die Arbeitsfähigkeit zeitweise noch stark beeinträchtigt; es wurde im Gutachten zum Ausdrucke gebracht, daß die Disposition zu Kopfschmerzen schon vor dem Unfalle bestanden habe, die nach dem Unfalle geäußerten Schmerzen glaubwürdig erscheinen und daß die Störung der Erwerbsfähigkeit durch dieselben durch 2 Wochen mit 100%, durch weitere 3 Wochen mit $33^1/_3$% anzunehmen sei. In einem weiteren Falle zeigte es sich, daß angebliche Unfallskopfschmerzen durch eine Refraktionsanomalie verursacht wurden, da die Kopfschmerzen besonders bei angestrengtem Lesen bei künstlicher Beleuchtung sich meldeten. Dann wieder waren es ein chronischer Alkoholismus, Arteriosklerose, Anämie, progressive Paralyse im Anfangsstadium, eine chronische Entzündung der Nasenschleimhaut und vergrößerte Rachenmandeln, die schon vor dem Unfalle bestanden hatten und die Kopfschmerzen bedingten.

C. B., 8 jähriger Schüler, wurde vom Kotflügel eines Autos erfaßt und niedergeschleudert; er erlitt eine schwere Gehirnerschütterung und war mehrere Tage bewußtlos, durch 2 Wochen klagte er dann über intensivste Kopfschmerzen, allmählich wurden die Kopfschmerzen erträglicher und seltener, traten aber durch 4 Monate noch zeitweise auf. Es wurde das Gutachten dahin abgegeben, daß er während der Zeit seiner Bewußtlosigkeit die Schmerzen nicht perzipiert habe, daß die Kopfschmerzen dann zweifellos sehr stark waren, in 2 bis 3 Wochen aber an Intensität abnahmen, jedoch noch durch 4 Monate sich öfters geltend machten. Der Schmerzensgeldanspruch erschien also gerechtfertigt (Reuter).

F. S., 28 jähriger Wagenführer, stand beim Zusammenstoße eines Autos mit einem Straßenbahnwagen auf dessen vorderer Plattform und wurde mit dem Hinterkopf an die Wagenwand geschleudert. Er war nicht bewußtlos, aber etwas betäubt und unfähig, den Dienst weiter zu versehen. Während der Rückfahrt hatte er wiederholt Brechreiz, dann Kopfschmerzen und Schwindel; er lag 14 Tage zu Bette mit starken Kopfschmerzen und war schlaflos. Der Zustand besserte sich langsam, die Kopfschmerzen stellten sich noch oft ein. Der Schock war beim Unfall gewiß kein erheblicher, weil er noch eine kurze Strecke gehen konnte, es konnten aber durch das Kopftrauma leicht Hirnreizerscheinungen ausgelöst worden sein, wofür der Brechreiz spricht, die Angabe über Kopfschmerzen lautete daher glaubwürdig, und zwar wurde angenommen, daß die Kopfschmerzen in den ersten 2 Wochen nach dem Unfalle sehr intensiv waren, daß diese dann allmählich geringer und seltener wurden, in geringer Intensität sich aber noch längere Zeit erhielten (Reuter).

A. W., 58 jähriger Fuhrwerksbesitzer, war vor dem Unfalle Gewohnheitstrinker, litt an Vomitus matutinus. Bei einem Eisenbahnzusammenstoß wurde er zwischen die Eisenteile eingeklemmt, wurde nach 30 Minuten aus seiner Lage befreit und fuhr nach Hause. Er hatte eine stark schmerzende Quetschung des linken Beines erlitten, bald stellten sich Kopfschmerzen ein, besonders als die Wunde eiterte. Die Kopfschmerzen, die stechenden Charakter hatten und hinter dem Ohr lokalisiert waren, hielten lange an. Diese Schmerzen wurden auf den bestehenden chronischen Alkoholismus und die Arteriosklerose zurückgeführt und der kausale Zusammenhang mit dem Unfalle in Abrede gestellt, es wurde nur zugegeben, daß während des Krankenlagers als Folge der Wundinfektion mäßige Kopfschmerzen bestanden haben konnten (Reuter).

Chr. S., 40 jährige Private, wurde beim Überqueren der Straße von einem Auto niedergestoßen, war 3 Wochen bettlägerig, hatte starke

Schmerzen im linken Bein und Kopfschmerzen, namentlich bei Witterungswechsel. Sie hatte eine Kontusion des Kopfes und des linken Beines erlitten. Es wurde als glaubwürdig bezeichnet, daß mit der Kontusion starke Schmerzen in der Dauer von 3 bis 4 Wochen verbunden waren und daß die Schmerzen in geringerer Intensität sich noch durch einige Monate fühlbar machten, es wurde eine 100%ige Erwerbseinbuße für einen Monat erkannt. Die Beschädigte klagte nach $1^1/_2$ Jahren noch über Kopfschmerzen, diese wurden aber nicht mehr mit dem Unfalle in Zusammenhang gebracht, sondern mit einer Lungentuberkulose (Reuter).

Forensisches Interesse haben Ohrenschmerzen, die oft übertrieben werden, und besonders die bei traumatischer Trommelfellverletzung auftretenden; dabei ist aber zu berücksichtigen, daß Trommelfellrupturen oft zustande kommen durch Einführung von Fremdkörpern, wie Haarnadel, Zündhölzchen und Zahnstocher in den äußeren Gehörgang, durch Schneeballenwurf, auch vom Arzt gesetzt werden können durch unvorsichtige Handhabung der Ohrenspritze oder durch rüde Extraktion von Fremdkörpern. Besonders erwähnenswert sind die Trommelfellrupturen durch Ohrfeigen, die infolge plötzlicher Verdichtung der Luft im äußeren Gehörgang, namentlich wenn der Tubenkanal in seiner Wegsamkeit behindert ist und dadurch die Luft gegen den Rachenraum nicht ausweichen kann, zustande kommen. Im Augenblicke der Zerreißung tritt mit heftigem Knall ein durchdringender stechender Schmerz auf, verbunden oft mit Schwindelgefühl und Taumeln. Nach einigen Stunden nehmen die Schmerzen an Stärke ab, es kann aber auch zum Übergange in eine sehr schmerzhafte eiterige Mittelohrentzündung kommen. Bei derartigen Mittelohrentzündungen treten oft sehr intensive Kopfschmerzen auf, welche die Ohrenverletzung durch ihre Stärke und Dauer zu einer schweren stempeln können (Politzer, Haßlauer, Imhofer).

Fr. D., 39jähriger Restaurateur, wurde bei einem Autounfall herausgeschleudert und fiel mit dem Kopfe auf das Straßenpflaster. Er erlitt dabei zahlreiche Quetschungen und Abschürfungen der Haut und klagte über starke Ohrenschmerzen; die Untersuchung ergab das Vorhandensein einer Otosklerose mit Verknöcherung der Gehörknöchelchen, teilweise auf das Labyrinth übergreifend. Es wurde die Ansicht geäußert, daß die Beschwerden, Schmerzen und Schwerhörigkeit, aggraviert seien, daß das Leiden zweifellos vor dem Unfalle bestanden habe, durch diesen aber eine Verschlimmerung erfahren haben könne; die Erwerbseinbuße wurde mit 10 bis 20% geschätzt (Reuter).

J. W. wurde durch ein Auto vom Bocke einer Kehrichtmaschine heruntergeschleudert und blieb bewußtlos liegen; er klagte über heftige Kopfschmerzen, die erst allmählich sich besserten, aber nicht vollständig verschwanden. Er erlitt zahlreiche Kontusionen. Zur Erklärung der lange anhaltenden Kopfschmerzen fand sich ein chronischer adhäsiver Mittelohrkatarrh, mit welcher Krankheit oft Kopfschmerzen mit wechselnder Intensität verbunden sind; das Leiden bestand zweifellos schon vor dem Unfalle. Der Unfall zeitigte keine schwerere Kopfverletzung, die allenfalls zu einer Erschütterung des Labyrinthes hätte führen können. Es war deshalb anzunehmen, daß die Kopfschmerzen mit dem Ohrenleiden, nicht aber mit dem Unfalle in Zusammenhang zu bringen seien (Reuter).

Über Rücken- und Lendenschmerzen wird nach Unfällen sehr oft geklagt, oft allerdings ohne daß der Unfall mit dem den Schmerzen zugrundeliegenden Krankheitsprozesse im Zusammenhang steht. Die Myalgien sind in der überwiegenden Mehrzahl rheumatischer Herkunft (nach Thiem in 97% der Fälle). Wenn der Unfall wirklich den Schmerz auslöst, handelt es sich meistens um eine Verschlimmerung von bereits vorhandenen subakuten oder chronischen Myalgien; eine traumatische Lumbago ist eine Seltenheit. Sie kann allenfalls entstehen durch eine plötzliche Bewegung, beim schweren Tragen und Heben, durch Schlag, Stoß. Die Plötzlichkeit des Beginnes rückt Laien den Unfall als Entstehungsursache näher, auch Ärzte sprechen zu oft von Muskelzerrungen oder Muskelzerreißungen; von solchen zu sprechen ist man nur dann berechtigt, wenn bei großer Schmerzhaftigkeit nichts Objektives wahrnehmbar ist. Der traumatischen Lumbago ist die traumatische Torticollis an die Seite zu stellen. Der ganze Prozeß verläuft in der Regel rasch und günstig; wenn die Heilung einer traumatischen Lumbago länger als 14 Tage dauert, muß an Komplikationen, an Aggravation oder Simulation gedacht werden. Nicht selten handelt es sich dann um psychopathische Persönlichkeiten, bei denen die Begehrungsvorstellung die Hartnäckigkeit des Leidens verschuldet (Gruber); manchmal zeigen auch chronische Alkoholiker eine schlechte Heilungstendenz. Der Beginn ist, wie erwähnt, ganz plötzlich unter dem Gefühl des Reißens oder Zerrens, die Kranken haben die Empfindung, daß im Rücken etwas gerissen sei, der Schmerz kommt mit großer Intensität angeflogen, jede Bewegung verursacht Schmerzen, so daß das Bestreben besteht, die Muskulatur ruhigzustellen; die Muskulatur ist an zahlreichen Stellen druckschmerzhaft, bei schärferem Druck entsteht ein durchdringender Schmerz, es finden sich oft Knoten und Schwielen in der Muskulatur. Entsprechende Behandlung schafft in wenigen Tagen Heilung. Hält der Schmerz länger stand, kann allenfalls an einen Muskelriß gedacht werden (Schmidt, Engel, Kaufmann, Reichardt, Waibel). Eine Lumbago kann leicht verwechselt werden mit einer neurasthenischen Rachialgie, die im Kreuzbein sitzt und nach aufwärts längs der

Körperachse ausstrahlt, während der Schmerz bei Lumbago viel breiter angegeben wird und quer ziehend; der neurasthenische Schmerz entwickelt sich allmählich, der bei Lumbago tritt plötzlich blitzartig auf (Erben). Kreuz- und Lendenschmerzen können auch von einer deformierenden Arthritis der Zwischenwirbelgelenke ausgehen, von einer Spondylitis deformans, die oft sehr schleichend beginnt, ohne wesentliche Störung der Arbeitsfähigkeit (Ewald). Wenn nach einem Unfalle Rücken- und Kreuzschmerzen auftreten vom Charakter der Wurzelschmerzen, ist an dieses Leiden zu denken. Bei scheinbar nicht schweren Verletzungen der Wirbelsäule kann eine Kümmelsche Kyphose entstehen; die anfänglichen Schmerzen bestehen nur kurze Zeit, erst nach längerer Zeit, meist nach 1 bis 2 Jahren, entwickelt sich die Kyphose mit Stauchungsschmerz und Wurzelkompressionsschmerzen (Engel, Reichardt). Die Möglichkeit einer traumatischen Ätiologie einer Ischias wird von den meisten Autoren anerkannt, wenn auch deren Seltenheit allgemein betont wird. Die Diagnose der traumatischen Ischias kann nur per exclusionem gestellt werden. Sie kann entstehen durch Schlag und Stoß gegen den Nerven sowie durch Überdehnung desselben, zum Beispiel beim Fallen oder Ausgleiten mit gespreizten Beinen; die häufigste Entstehungsursache sind Beckenbrüche. Meistens handelt es sich um Individuen, bei denen durch Erkältungen oder toxische Ursachen, wie Alkohol und Nikotin, eine Disposition besteht, bisweilen ist der Nerv in Narbenschwielen oder Callusmassen eingebettet. Die Schmerzen müssen der Verletzung bald folgen und sich verraten beim Gehen und bei den alltäglichen Verrichtungen; das Lasèguesche Phänomen gibt am ehesten Aufschluß. Waibel schätzt die Erwerbseinbuße bei traumatischer Ischias mit 20 bis 50%, entsprechend der Gebrauchsunfähigkeit der Gliedmaßen. Polyneuritiden nach Unfall ließen sich nur auf dem Wege einer Sepsis erklären. Innerhalb einiger Tage erreichen die Schmerzen ihre größte Intensität; je größer das Intervall ist zwischen Unfall und dem Auftreten der Neuritis, desto unwahrscheinlicher wird die traumatische Genese (Kühne, Engel, Ledderhose, Kaufmann).

Unter den von mir begutachteten Kriegsbeschädigten war die Klage über Kreuz- und Rückenschmerzen sehr häufig. In großer Zahl fanden sich chronische Gelenksrheumatismen aller Lokalisationen, Lumbago- und Ischiasfälle rheumatischer Ätiologie; wer des Karpathenwinters und seiner Schädlichkeiten gedenkt, wird sich darob nicht wundern können. Oft wurden derartige Schmerzen auf der Grundlage einer Tabes beobachtet. Kontusionen der Kreuzgegend mit persistierenden Schmerzen konnte ich oft beobachten; sie waren weniger durch direkte Waffenwirkung hervorgerufen, sondern mehr durch stumpfe Gewalten, Granatverschüttungen, Schleuderung auf hartem Grund durch Granaten oder Minen, Lawinenverschüttungen, Steinschlag, Hufschlag, Absturz. Auch Schußverletzungen der Kreuzgegend erzeugten diese Schmerzen; Verletzungen der Wirbelsäule riefen durch Wurzelkompression Rückenschmerzen hervor, wie auch rheumatische Erkrankungen der Wirbelsäule von der Form der Spondylarthritis und durch Wirbelkaries bedingte Spondylitiden sowie Fälle von Commotio spinalis. Ich sah eine Wirbelsäulenversteifung nach Sturz aus größerer Höhe, dann wieder infolge Wirbelsteckschuß einen Gibbus mit starken, stechenden Schmerzen im Rücken. Kreuzschmerzen fand ich auch als Teilerscheinung einer traumatischen Neurose psychogen bedingt, dann wieder infolge einer Osteomalacie; ein andermal beobachtete ich eine Neuralgie des Plexus sacralis durch einen Geschoßsplitter, die blitzartige, vom Gesäß in die unteren Extremitäten ausstrahlende Schmerzen machte. Fälle von traumatischer Ischias, sowohl bei Verletzungen im Wurzelgebiete als auch bei peripherer Verletzung sah ich öfter. Traumatische Neuritiden anderer Lokalisation konnte ich in großer Zahl beobachten sowie auch postinfektiöse Neuritiden.

Ich möchte noch einige Befunde beifügen:

H. A., 41 jähriger Hilfsarbeiter, erlitt 2 Unfälle; einmal glitt er aus, stürzte nach rückwärts und verspürte einen Riß im Kreuz, erholte sich aber rasch; das andere Mal wollte er einen Wagen heben, die Last entglitt ihm und er fiel wieder auf die Kreuzgegend. Er hatte sofort Schmerzen in der Lendengegend, mußte eine Zeitlang liegen und konnte die schwere Arbeit nicht mehr verrichten; er klagt über starke Schmerzen im Kreuz, die in die Beine ausstrahlen. Wegen Steifheit des Rückgrats ist er in der Arbeitsfähigkeit behindert, kann nicht schwer heben und tragen. Die Lendenwirbelsäule sowie das untere Segment der Brustwirbelsäule wird steif gehalten, die Bauchlage wird vermieden, weil sie infolge Durchbiegens der Lendenwirbelsäule schmerzhaft ist; die Dornfortsätze der unteren Brust- und der Lendenwirbel sind druckschmerzhaft, ebenso die Muskeln zu beiden Seiten der Lendenwirbelsäule, es besteht Stauchungsschmerz. Der Röntgenbefund zeigt im Bereiche der Bandscheibenverbindung zwischen letztem Brust- und erstem Lendenwirbel eine unscharfe Begrenzung; der Befund beweist eine Versteifung der Wirbelsäule, bei der die Erwerbsunfähigkeit mit 80% geschätzt wird (Reuter).

L. Br. erlitt eine Fraktur des rechten Sitzbeines, an dem ein Callus und Druckempfindlichkeit nachweisbar ist; es bestehen ischialgische Schmerzen im rechten Bein. Erwerbseinbuße $16^2/_3$% (Reuter).

A. H., Bedienerin, wurde von einem Auto erfaßt, blieb mit den Kleidern hängen und erlitt neben anderen Kontusionen eine schwere Schädigung der Kreuzbeingegend; eine schwerere Verletzung der Wirbelsäule, des

Kreuz- und Steißbeins sowie des Beckens ließ sich durch den negativen Röntgenbefund ausschließen; die spontanen Schmerzen, Druckpunkte und der Dehnungsschmerz wiesen auf eine linksseitige Ischias hin (Reuter).

Fr. B., Tischler, erlitt eine Zerrung der Lendengegend nach Heben einer schweren Last und klagte über ziehende Schmerzen im Kreuze, die in Gesäß und Beine ausstrahlten, so daß er seine Arbeit nicht verrichten konnte. Es fanden sich Ischiadicusdruckpunkte, Dehnungsschmerz sowie Druckempfindlichkeit des Plexus lumbo-sacralis. Es wurde eine Neuritis diagnostiziert (Reuter).

Fr. T., 66jährig, zog sich durch Tragen einer schweren Last angeblich eine Zerrung im Kreuz zu, die Haltung war nach vorne gebeugt, die Muskulatur in der Kreuzgegend druckempfindlich, ebenso die Dornfortsätze der Lendenwirbelsäule, die Rumpfbewegungen nach hinten und Bücken schmerzhaft. Der Mann war kachektisch; es bestand der Verdacht auf Darmcarcinom, was die Obduktion später bestätigte. Es konnte kein Zusammenhang mit dem Unfalle angenommen werden (Reuter).

J. W., 30jähriger Feuerwächter, hatte einen Sturz auf der Stiege erlitten und bald darauf über Kreuzschmerzen geklagt. 2 Monate später starb er und die Witwe verlangte im Klagewege eine Witwenrente. Die Obduktion ergab eine tuberkulöse Meningitis, die offenbar von einer Wirbelkaries ausgegangen war, die gewiß schon vor dem Unfall bestanden hat, da sich ein Senkungsabszeß fand und nicht anzunehmen war, daß sich dieser in der kurzen Zeit seit dem Unfalle gebildet hätte. Es mußte daher die Kausalität abgewiesen werden (Reuter).

L. J. war lungenkrank schon vor dem Unfalle. Er erlitt eine Kontusion des Kreuzes und des linken Hodens durch Sturz; er führte Lendenschmerzen auch auf die Hodenkontusion zurück. Es fand sich eine Hodentuberkulose, auf die zweifellos die Lendenschmerzen, zum Teil wenigstens, zurückzuführen waren (Reuter).

Oft ist bei Bauchschmerzen die Frage schwer zu entscheiden, ob es sich um eine Bauchdeckenverletzung als schmerzauslösende Ursache handelt, um eine Interkostalneuralgie oder um eine Verletzung intraabdomineller Organe. Myalgien und örtliche Krampfzustände der Bauchmuskeln können Verletzungen vortäuschen; Muskelschmerzen, die von einer Bauchwunde ausgehen, treten hauptsächlich bei der Innervation der Bauchmuskeln auf, sie können aber auch bei vollkommener Muskelruhe sich einstellen; vorsichtige Palpation wird leicht Auskunft geben; ist eine Affektion der Baucheingeweide vorhanden, wird sich eine Empfindlichkeit in der Tiefe fühlbar machen. Es kann durch direkte Gewalteinwirkung zu sehr schmerzhaften Quetschungen und Zerreißungen der Bauchmuskeln kommen (Thiem, Kaufmann). Interkostalneuralgien werden zu häufig diagnostiziert (Ledderhose); sie sind selten traumatischen

Ursprungs, höchstens kommen sie zustande infolge Rippenverletzung durch Bruchstücke oder Calluseinbettungen beziehungsweise durch Verwachsungen; sie sind dann sehr hartnäckig. Magendarmverletzungen verursachen oft anfangs keine heftigen Schmerzen, so daß die Beschädigten manchmal nach dem Unfalle noch einige Zeit arbeiten; lebhaft werden die Schmerzen bei Rupturen parenchymatöser oder Perforation von Hohlorganen oder bei einer sekundär auftretenden Peritonitis. Am hartnäckigsten und quälendsten sind die Schmerzen, die sich einstellen bei adhäsiven Verwachsungen des Bauchfells mit den benachbarten Organen infolge der Verletzung; Narbenstränge können die unerträglichsten Schmerzen hervorrufen; diese Zustände werden zum Nachteile der Beschädigten oft verkannt oder falsch gedeutet (Kaufmann, Waibel). Milzschmerzen im Gefolge von Typhus sah ich wiederholt; auch quälende Interkostalneuralgien als Kriegsfolge konnte ich öfter beobachten. Epigastrische Hernien kamen bisweilen als Folge von Traumen vor; sie setzen sofort so starke Schmerzen, daß jede Betätigung unmöglich wird; auch traumatische Leistenbrüche sieht man bisweilen unter der Einwirkung stumpfer Gewalt, zum Beispiel Hufschlag; diese Hernien machen die größten Schmerzen im Frühstadium durch Zerrung am Bauchfelle; in der späteren Zeit ist es zu Verwachsungen und damit zur Konsolidierung gekommen, so daß die Schmerzen nicht mehr so stark in Erscheinung treten und die Arbeitsfähigkeit nicht mehr so weitgehend beeinträchtigen (Engel, Kaufmann).

R. J., Straßenbahnschaffner, wurde zwischen Trittbrett des Motorwagens und einem Pfeiler eingeklemmt und zog sich dabei eine Quetschung der Magengegend zu; er lag 5 Tage zu Bette, konnte nichts essen und hatte Brechreiz, mußte sich wegen Kopf-, Rücken- und Magenschmerzen krank melden; es entwickelten sich nervöse Beschwerden. In der Mittellinie des Bauches, 3 Querfinger über dem Nabel, fand sich eine nußgroße, derbe, elastische Geschwulst, die nicht tympanitisch klang, sich nicht reponieren ließ und leicht schmerzhaft war: beim Gehen trat sie stärker vor als beim Liegen. Es bestand also ein Bauchwandbruch in der Magengegend. Die Möglichkeit eines kausalen Zusammenhanges zwischen Unfall und Bruchleiden war nicht von der Hand zu weisen, weil der Beschädigte angab, er habe unmittelbar nach dem Unfalle Schmerzen in der Gegend des späteren Bruches verspürt. Seine Aussagen, daß ihm das Pfeifen und Geben der Hornsignale wegen Schmerzen in der Magengegend unmöglich sei und daß er nicht imstande sei, die Verbindungsstange zu heben, ließen sich durch die Bruchschmerzen erklären. Es ist auch eine Erfahrungstatsache, daß kleine Bauchwandbrüche ihren Träger oft mehr belästigen als große Leistenbrüche. Die Beeinträchtigung der Erwerbsfähigkeit durch den Bauchwandbruch wurde mit 20% berechnet, da er in der Ruhe und bei leichter Arbeit sich kaum bemerkbar macht, dagegen sich hindernd geltend macht bei schwerer Arbeit, besonders beim Heben von Lasten (Reuter).

R. S., 32jähriger Kriegsgefangener, hatte schon vor dem Unfalle über Schmerzen in der Unterbauchgegend geklagt, die von der Blase gegen beide Lenden ausstrahlten. Der Unfall kam angeblich so zustande, daß er einen Balken hob; er verspürte sofort einen heftigen, stechenden Schmerz, so daß er die Arbeit aussetzen mußte; wegen ständiger Bauchschmerzen kam er in das Spital, wo er operiert wurde; bei der späteren Untersuchung fand sich in der Unterbauchgegend vom Nabel bis zur Symphyse reichend eine kindskopfgroße Geschwulst, über der die Haut dünn war mit einer Operationsnarbe. Die Geschwulst war weich, elastisch, tympanitisch klingend, leicht reponibel; beide Leistenkanäle waren erweitert. Es bestand demnach eine große Ventralhernie nach Laparotomie bei bestehender Bruchanlage (Reuter).

Über den Wundschmerz wurde gelegentlich der Darstellung der Schmerzsymptomatologie gesprochen, auch daß die Schmerzen bei scharfer Durchtrennung der Gewebe ungleich geringer sind als bei gequetschten und gerissenen Wundrändern. Schnittwunden setzen im allgemeinen nur mäßige Schmerzen, die nur von kurzer Dauer sind, wenn die Wundränder durch Naht vereinigt werden. Viel häufiger kommen bei Unfällen Rißquetschwunden vor, die im allgemeinen stärkere Schmerzen mit sich bringen; doch auch hier sind bei unkompliziertem Wundverlauf die Schmerzen nur in den ersten Tagen von größerer Intensität, klingen rasch ab und verschwinden bald; selten wird es vorkommen, daß intensive Schmerzen länger bestehen als eine Woche. Die Beeinträchtigung der Erwerbsfähigkeit ist eine geringe, man kann in der Regel annehmen, daß sie mit der Heilungsdauer zusammenfällt. Manchmal schmerzen die Narben noch einige Zeit bei Witterungswechsel. Zarte Narben spielen keine Rolle; unter Umständen kann eine Schmerzhaftigkeit dann länger bestehen, wenn die Narben sich an Stellen befinden, die dem Drucke ausgesetzt sind oder wenn sie mit Nerven verwachsen sind. Verschiebliche Narben werden keine Störung der Erwerbsfähigkeit bedingen und daher bei der Rentenbemessung keine Berücksichtigung verdienen. Starke Schmerzen können allenfalls Narbenbrüche hervorrufen oder Narbenneurome. Wenn die Frage aufgeworfen wird, ob eine Narbe schmerzhaft ist, ist das Augenmerk darauf zu richten, ob sie mit der Unterlage verwachsen ist, besonders mit dem Knochen, dann ob eine Verwachsung mit einem sensiblen Nerven besteht und wie ihre Oberfläche beschaffen ist; Narben, die noch eine mehr bläuliche, livide Beschaffenheit haben, in welchen also noch vasomotorische Störungen vorhanden sind, sind erfahrungsgemäß empfindlicher als blasse und konsolidierte.

Länger anhaltende und intensive Schmerzen verbinden sich mit Wunden, wenn es im Heilungsverlaufe zu Eiterungen kommt, doch auch da sind die Schmerzen lokal beschränkt und zeitlich begrenzt. Geht die Schmerzdauer ins Endlose, ist stets an eine zugrunde liegende Neurose zu denken. Im allgemeinen sind aber, wie bereits früher erwähnt wurde, Unfallsneurosen bei einfachen Wunden selten.

K. Kr., 47 jähriger Schlossermeister, wollte von der hinteren Plattform eines Straßenbahnwagens auf die vordere Plattform gehen; als der Wagen sich in Bewegung setzte, verspürte er einen heftigen Ruck und wurde an die Vorderwand angeschleudert; er fuhr dabei mit der Hand in eine Fensterscheibe und zog sich Schnittwunden am rechten Vorderarme zu, die stark bluteten. Er wurde in das Spital gebracht, wo eine Sehnennaht vorgenommen wurde; er hatte im starren Verbande sehr heftige Schmerzen; beim Verbandwechsel, der nach einiger Zeit erfolgte, zeigte sich eine eitrige Sehnenscheidenentzündung, die ihn lange Zeit erwerbsunfähig machte; mit Beginn des zweiten Monats wurden die Schmerzen in der rechten Hand allmählich geringer, seit dem Beginn des sechsten Monats traten sie nur zeitweise auf, und zwar besonders bei Witterungswechsel. Es handelte sich um Schnittverletzungen an der Beugefläche des rechten Vorderarmes, wobei die Beugesehnen mehrerer Finger und teilweise auch Äste des n. ulnaris durchtrennt wurden; es konnte die Kausalität zwischen der ursprünglichen Verletzung und der nachfolgenden Sehnenscheideneiterung nicht bezweifelt werden. Es war glaubwürdig, daß in den ersten 2 bis 3 Wochen starke Schmerzen bestanden und daß die Schmerzen, allmählich nachlassend, sich noch durch 2 bis 3 Monate fühlbar machten, um dann später nur noch mäßig und selten aufzutreten. Die Erwerbseinbuße wurde während des eigentlichen Heilverfahrens für 8 Wochen mit 100%, für weitere 2 bis 3 Monate mit $66^2/_3$% und dann mit $33^1/_3$% angenommen (Reuter).

Luzie H. ging ohne Hut auf dem Bürgersteig, als ihr aus der Höhe des vierten Stockwerkes ein Mauerstück auf den Kopf fiel, und zwar auf die Scheitelgegend; sie sank in die Knie, blutete aus der Wunde, war aber nicht bewußtlos. Sie ging selbst nach Hause, hatte starke Kopfschmerzen; durch 14 Tage hatte sie dann noch starke Schmerzen und Fieber. Es fand sich eine Rißquetschwunde der Kopfhaut ohne Verletzung des Knochens, die Wunde eiterte. Erhebliche lokale Schmerzen an der Verletzungsstelle in der Dauer von 14 Tagen waren glaubhaft (Reuter).

J. H. schlug sich beim Hinaussteigen aus einem Gasbottich an einer eisernen Kante das linke Schienbein an; er will sofort Schmerzen gespürt haben. Er arbeitete einige Tage; am siebenten Tage nach dem Unfalle traten starke Schmerzen im linken Unterschenkel auf; es wurde eine eitrige Zellgewebsentzündung festgestellt. Die Arbeiterunfallversicherungsanstalt bestritt den kausalen Zusammenhang zwischen

Phlegmone und Unfall, da ein symptomloses Intervall dazwischenlag. Es mußte aber die Möglichkeit der Kausalität zugegeben werden, da der Beschädigte ein chronischer Alkoholiker war und bei solchen torpide Reaktionen oft vorkommen (Reuter).

Quetschungen, Kontusionen, sind die häufigsten Verletzungen (unter den 135 Fällen Reuters 55); sie sind je nach der Lage, Ausbreitung und Begleiterscheinungen mit mehr oder minder großen Schmerzen verbunden. Besonders schmerzhaft werden sie gewöhnlich durch die mit ihnen verbundenen Blutungen in das Unterhautzellgewebe, die Muskulatur und unter die Beinhaut; die gequetschten Körperteile verraten ihre Verletzung noch lange durch die blaugrüne Verfärbung der Haut. Die Schmerzen entstehen dadurch, daß das Blutextravasat eine Gewebsspannung und einen Druck auf die Nervenenden im Gefolge hat; sie gehen in dem Maße zurück, als das in die Gewebe ausgetretene Blut sich resorbiert. Von besonderer Schmerzintensität sind Kontusionen größerer Körperpartien, zum Beispiel Brustkontusionen. Oft verbinden sich Kontusionen mit Exkoriationen, mit Zerrungen und Zerreißungen von Muskeln, Nerven oder Gelenksbändern, mit traumatischen Gelenksergüssen und mit Infraktionen, beziehungsweise Frakturen kleiner Knochen, wie Handwurzel- und Mittelhandknochen, oder Absprengung von Knochenlamellen; auch Distorsionen begleiten Kontusionen oft. Durch diese Komplikationen tritt eine Verschärfung der Intensität und Dauer der Schmerzen ein. Schwerere Kontusionen sind auch oft die Quelle von Unfallsneurosen und von Aggravationen, da sie durch ihre hohe Schmerzempfindlichkeit den Entschädigungswunsch hervorrufen; sie bringen auch oft abnorm hohe Schmerzensgeldansprüche mit sich. Häufig kommen nach schweren Traumen multiple Verletzungen vor, welche der Begutachtung Schwierigkeiten bereiten; die gequetschte Muskulatur bleibt meist lange Zeit druckempfindlich. Bei Witterungswechsel stellen sich die Schmerzen, oft auch nach längerer Zeit, ein; die Erreichung der Berufsfähigkeit, die oft längere Zeit beansprucht als die Behebung der Gesundheitsstörung, hängt ab vom Orte der Kontusion und von der Art der Beschäftigung; wenn mit dieser eine stärkere Inanspruchnahme der gequetschten Körperpartien einhergeht, ist die Berufsunfähigkeit von längerer Dauer; das macht sich besonders geltend bei schweren Kontusionen der Extremitäten. Im allgemeinen kann gesagt werden, daß bei Weichteilquetschungen die starken Schmerzen nur nach Tagen zählen, daß sie zu dieser Zeit aber so intensiv sein können, daß Schlaf und Appetit und damit das Allgemeinbefinden stark gestört sind und empfindliche Verletzte manchmal berichten, daß sie zur Schmerzlinderung zu Betäubungsmitteln greifen mußten.

Nach Ablauf der ersten Woche machen sich auch bei ausgedehnteren Kontusionen die Schmerzen, allmählich abklingend, in einer das Allgemeinbefinden beeinträchtigenden Stärke noch durch ein bis zwei Wochen geltend, um dann nur unter besonderen Umständen, zum Beispiel bei Witterungswechsel oder körperlicher Anstrengung, die besonders die verletzten Körperteile in Anspruch nimmt, zeitweise aufzutreten. Bei schweren Brustkontusionen, die auch die tieferliegenden Organe betreffen, und bei den obenerwähnten Komplikationen verlängert sich naturgemäß die Schmerzdauer und damit die Zeit der Gesundheitsstörung und der Berufsunfähigkeit. Dies kann auch der Fall sein durch das zufällige Zusammentreffen mit anderen krankhaften oder physiologischen Zuständen. So war es unter den Reuterschen Fällen einmal die Schwangerschaft, welche bei einer Kontusion der Kreuzgegend die Schmerzen durch die Zerrung der Bänder des vergrößerten Uterus noch vermehrte, dann eine Narbe nach einer Blinddarmoperation, bei der beim Heben einer Last eine schmerzhafte Zerrung der Bauchnarbe erfolgte, in anderen Fällen klimakterische Beschwerden, krampfartige Bauchschmerzen nach Dysenterie, ein Hydrops der Gallenblase mit Kolikschmerzen, eine Gonitis gonorrhoischer Herkunft, eine Phlebitis und in vielen Fällen eine Arteriesklerose mit konsekutiven Zirkulationsstörungen. Bei durch Stockschläge auf das Gesäß mißhandelten Kindern findet man zu einer Zeit, wo die im subkutanen Zellgewebe vorhandenen Blutaustritte schon zum größten Teile resorbiert sind, in der Gesäßmuskulatur noch auffallend schmerzhafte Stellen, die offenbar durch Muskelhämatome mit oder ohne Zerreißung der Muskulatur entstanden sind.

Als typisches Beispiel einer Weichteilquetschung sei das folgende angeführt: J. Sch., Finanzwachoberaufseher, wurde von einem Auto an das Brückengeländer geschleudert und erhielt neben Hautabschürfungen eine Kontusion der linken Brustseite; infolge der ausgedehnten Suffusionen besonders starke Schmerzen durch eine Woche. In den nächsten 2 Wochen erreichten diese nur noch einen mittleren Grad und hielten allmählich abklingend noch ungefähr 2 Wochen an (Reuter).

J. M., 56jähriger Hilfsarbeiter, wurde beim Überqueren der Straße von einem Auto erfaßt, niedergeworfen und geschleift; er erhielt schwere Quetschungen am linken Unterschenkel, die in der Folge zur Amputation führten. Die Schmerzen wurden geringer, schwanden aber nicht, da die Wunde eiterte; als er die Prothese erhielt, vertrug er dieselbe schlecht; bei den Gehversuchen traten am Amputationsstumpfe starke Schmerzen auf. Es wurde das Gutachten dahin abgegeben, es sei glaubwürdig, daß in der ersten Woche nach dem Unfalle sehr starke Schmerzen bestanden, die nach der Amputation allmählich an Intensität abnahmen; sie konnten aber, zeitweise exazerbierend, infolge der am Stumpfe aufgetretenen Abszesse noch durch einen Monat in einer das Allgemeinbefinden wesentlich tangierenden Stärke vorhanden gewesen sein; in der Folge traten Schmerzen nur noch beim Benützen der ungewohnten Prothese auf (Reuter).

J. N., 34jähriger Faßbinder, zog sich durch Sturz vom Wagen eine Kontusion der rechten Schulter zu mit leichter Schwellung; der Arm konnte nur bis zur Horizontalen gehoben werden, es bestand Druckempfindlichkeit dieser Schulter; da man eine Knochenzyste vermutete, wurde eine Resektion des Acromion vorgenommen, bei der sich eine von der Gelenkshöhle ausgehende Geschwulst fand, die sich mikroskopisch als Carcinom-Metastase erwies, deren primärer Sitz in der Schilddrüse lag; ein kausaler Zusammenhang mit dem Unfalle war mit Rücksicht auf die kurze Zeit nicht anzunehmen (Reuter).

R. N. erlitt eine Kontusion der linken Brustseite durch Anschleudern an ein eisernes Schutzgitter, ein Jahr später durch Stoß eine Kontusion derselben Körperpartie; 9 Monate später traten Herzbeschwerden auf, die auf diese Verletzung zurückgeführt wurden; nach seinem Tode erhob die Witwe Anspruch auf eine Witwenrente; die Obduktion hatte eine septische Endocarditis aufgedeckt. Ein Zusammenhang zwischen Tod und Unfall wurde ausgeschlossen, da die Endocarditis erst Monate nach der an sich leichten Kontusion aufgetreten war (Reuter).

A. S., 42 jähriger Bierführer, saß auf dem Kutschbock, als sein Wagen von einem Auto erfaßt und umgeworfen wurde; er kam so unter dem Wagen zu liegen, daß er zwischen Wagen und Pflaster eingeklemmt war. Er erlitt eine Quetschung der rechten Schulter und der rechten Brustseite sowie des rechten Unterschenkels; durch 6 Tage hatte er so heftige Schmerzen, daß er nicht schlafen konnte. Die Schmerzen wurden dann besser, es blieben aber solche in der Oberbrustgegend nahe dem Brustbeine bestehen, die jede schwere Arbeit unmöglich machten. Es wurde im Gutachten betont, es sei glaubwürdig, daß mit den Quetschungen starke Schmerzen in der Dauer einer Woche verbunden waren und daß diese gradweise abklingend noch durch zirka 2 Monate sich bemerkbar machten. Es wurde aber bemerkt, daß die Schmerzen in der oberen Brustgegend zweifellos auf eine Aortitis zurückzuführen und daher nicht mit dem Unfall in Verbindung zu bringen seien (Reuter).

K. N., 62 jährige Private, wurde beim Besteigen eines Autoomnibusses durch einen Ruck desselben mit der Brust gegen einen Türrahmen geschleudert, wobei sie sofort einen heftigen Schmerz in der linken Brustseite verspürte, der sich derart steigerte, daß sie nicht schlafen und nicht auf der linken Seite liegen konnte; die starken Schmerzen dauerten 6 bis 8 Wochen an. Sie gab auf Befragen zu, daß sie seit 9 Jahren zeitweise Schmerzen in der Oberbrustgegend habe, die gegen die linke Schulter ausstrahlten und krampfartigen Charakter hatten. Es wurde eine Quetschung der linken Brustseite zugegeben, welche die Atmung anfangs behinderte und starke Schmerzen in der Dauer von 3 bis 4 Wochen bedingt haben konnte. Sie litt an Arteriosklerose mit Herzhypertrophie mit Druckgefühl in der Herzgegend und gegen die

Schulter ausstrahlenden Schmerzen, wie sie selbst zugestand. Eine Verschlimmerung durch den Unfall wäre nur anzunehmen gewesen, wenn unmittelbar nach dem Unfalle schwere Erscheinungen von Seite des Herzens oder Gefäßsystems vorhanden gewesen wären. Sind lokale schmerzhafte Prozesse an einer Stelle des Brustkorbes vorhanden, so wird diese Stelle bei der Atmung geschont und bleibt beim tiefen Inspirium zurück, was im vorliegenden Falle nicht nachzuweisen war. Es konnte daher ein Zusammenhang zwischen den Erscheinungen der Angina pectoris und der Brustquetschung nicht angenommen werden (Reuter).

J. K., 46 jährig, erlitt durch heftiges Anstoßen gegen eine Schwelle eine Quetschung der rechten Brustseite; er hatte starke Brustschmerzen und war arbeitsunfähig, es traten Fiebertemperaturen und Stechen in der rechten Brustseite auf. Es wurde bei ihm gelegentlich späterer Untersuchung eine ausgedehnte Verwachsung der Pleurablätter rechterseits festgestellt. Da die Brustkontusion eine erhebliche war, wahrscheinlich mit einem Bruch der rechten siebenten Rippe verbunden und der Befund auf eine überstandene Pleuritis schließen ließ, zudem der Krankheitsverlauf ein langwieriger war, wurde ein Zusammenhang zwischen Brustkontusion und Pleuraverwachsung angenommen und zugegeben, daß die langandauernden Schmerzen in der rechten Brustseite, die den Schlaf störten, ihn nicht auf dieser Seite liegen ließen und schwerere Arbeit unmöglich machten, mit dem Unfalle in ursächlichem Zusammenhange stehen konnten (Reuter).

A. Z., 32 jähriger Kellner, erlitt eine heftige Quetschung der rechten Brustkorbhälfte mit Bruch dreier unterer Rippen und Zerreißung des Unterlappens der rechten Lunge mit Austritt von Blut und Luft in den Brustfellraum. Seine Angabe, daß die Schmerzen in der ersten Woche nach dem Unfalle so stark waren, daß ihm Morphium verabreicht werden mußte, daß die Schmerzen abklingend noch durch 8 Wochen bestanden und daß auch später noch Stechen in der rechten Brustseite beim Atmen und bei körperlicher Bewegung auftrat, erschien glaubwürdig (Reuter).

J. Z. erlitt durch einen Unfall eine schwere Kontusion der Magengegend, von starken Bauchschmerzen gefolgt, er mußte 3 Monate das Bett hüten. 2 Jahre später erkrankte er an Magengeschwüren und an Lungentuberkulose. Es wurde im Gutachten gesagt, daß die Lungentuberkulose sich entwickelt haben konnte auf dem Boden eines geschwächten Organismus, daß dies durch die chronischen Magengeschwüre bedingt sein konnte und daß diese wieder sich auf die Magenkontusion zurückführen ließen, da vor dem Unfalle keinerlei Magenbeschwerden bestanden hatten und 6 Wochen nach dem Unfalle Magenblutungen aufgetreten waren (Reuter).

H. F., 13 jähriger Schüler, wurde bei einem Zusammenstoß aus dem umfallenden Straßenbahnwagen herausgeschleudert; er wurde nach Hause gebracht, hatte starke Kopf- und Bauchschmerzen, so daß er nicht schlafen konnte. Die starken Schmerzen dauerten 14 Tage, dann wurden sie erträglicher, der Urin war dunkelschwarzrot, nach

5 Wochen erkrankte er wieder unter Fieber und Bauchschmerzen; im Spital wurde eine Nierenentzündung bzw. Nierenblutung festgestellt. Die Klagen über Schmerzen in der Lendengegend bestanden lange. Die Bauchschmerzen wurden auf eine Nierenschädigung, mit Rücksicht auf die Hämaturie auf eine Quetschung des Nierenparenchyms zurückgeführt (Reuter).

M. F., Straßenbahnschaffner, wurde von einem Auto erfaßt, auf den Kühler geschleudert und ein Stück geschleift. Er erlitt eine Gehirnerschütterung, Rippenbrüche und eine Leberquetschung mit Blutung in das Lebergewebe und Reizung des Bauchfelles. Die Schmerzen gingen von der Lebergegend aus und strahlten in die rechte Schulter aus. Es wurde ausgesprochen, daß es gewiß wahr ist, daß der Verletzte durch die ersten 3 bis 4 Wochen starke Schmerzen hatte und daß diese in einer das Allgemeinbefinden noch wesentlich beeinträchtigenden Stärke bis zum Ende des zweiten Monates fühlbar waren (Reuter).

Zu den hartnäckigsten Klagen gehören die über Schmerzen nach Knochenbrüchen. Kaufmann sagt mit Recht: „Die Unfallsverletzten, die nach einem Unterschenkelbruche nicht über Schmerzen klagen, sind noch nicht geboren". Auffallend, oft empörend hoch sind die Forderungen, die von derartigen Verletzten an Schmerzensgeld gestellt werden. Allerdings muß gesagt werden, daß gerade bei diesen Personen Unfallsneurosen schwerer Art die Regel sind. Unter den 135 Fällen Reuters waren 28 mit Knochenbrüchen. Als Regel kann gelten, daß in den ersten Tagen nach dem Unfalle die Schmerzen sehr stark sind durch das Reiben der Bruchenden aneinander sowie infolge der gleichzeitigen Schwellung und Quetschung der Weichteile, die Schmerzen lassen aber sofort nach, sobald die Knochenbruchenden in einem starren Verband fixiert sind; wir haben uns im Felde tausendfältig davon überzeugen können, wie die intensivsten Knochenbruchschmerzen nach Anlegung eines immobilisierenden Verbandes sehr bald nachließen, so daß es möglich war, die Verletzten weite Strecken zu transportieren, ohne daß sie lebhafteren Schmerz geäußert hätten, während ein Wagentransport ohne starren Verband unerträgliche Schmerzen bereitete. Die Schmerzen setzen dann wieder ein, sobald die Nachbehandlung beginnt in Form von Massagen, aktiven und passiven Bewegungen oder Gehversuchen bei Frakturen der unteren Extremitäten. Es ist eine Erfahrungstatsache, daß nach Knochenbrüchen oft lange noch über Schmerzen neuralgiformen Charakters, die von der Bruchstelle ausstrahlen, geklagt wird, besonders bei Witterungswechsel und bei stärkerer Belastung oder Inanspruchnahme der Extremität. Es wird darüber auch von solchen geklagt, die den Knochenbruch nicht auf einen Unfall zurückführen können und daher keinen Grund zur Übertreibung haben. Diese Schmerzen können aber an sich nicht eine Einbuße an Erwerbsfähigkeit bedingen. Der Schmerztypus kann sich unter verschiedenen Umständen anders gestalten. Bei älteren Menschen erfolgt die Konsolidierung langsamer, die Schmerzen dauern daher länger, es kann die Heilung auch keinen glatten Verlauf nehmen, die Bruchenden können disloziert sein und dadurch auf Nervenstämme drücken, dies kann auch von Seite des Callus geschehen, lauter Momente, welche die Art und Dauer der Schmerzen beeinflussen.

Fr. G., 29 jähriger Maurer, fiel mit der Leiter, auf der er stand, zu Boden aus 2 m Höhe, er verspürte sofort starke Schmerzen im rechten Oberschenkel und konnte sich nicht erheben; ins Spital gebracht, wurde er nach einigen Tagen in einen Extensionsverband gelegt, in dem er 14 Tage blieb, dann kam er in eine Gipshose wieder durch 14 Tage; wenige Tage nach Anlegen derselben wurde mit Gehversuchen begonnen. Während der ersten Woche nach dem Unfalle hatte er starke Schmerzen an der Bruchstelle, sie nahmen dann allmählich an Intensität ab; während der Gehversuche traten sie wieder in größter Heftigkeit auf, nach 3 Monaten traten nur noch zeitweise Schmerzen bei Witterungswechsel und bei längerem Gehen und Stehen auf. Es wurde im Gutachten zum Ausdrucke gebracht, es sei glaubwürdig, daß in den ersten 3 bis 4 Tagen, bevor noch mit der Extension begonnen wurde, infolge des Reibens der noch nicht adaptierten Bruchstücke und der Schwellung der Weichteile starke Schmerzen bestanden; bei Beginn der Extension konnten auch noch die Schmerzen andauern, mit Beginn der zweiten Woche nahmen aber dieselben gewiß schon an Intensität ab; am Beginn der vierten Woche, als mit den Gehversuchen eingesetzt wurde, steigerten sie sich wieder, nach ungefähr 3 Monaten bestanden nur ab und zu geringe Schmerzen. Die Erwerbseinbuße wurde für 3 Monate mit 100%, dann für weitere 6 Monate mit 50% eingeschätzt (Reuter).

Fr. Sk., 14 jähriger Lehrling, wurde beim Überschreiten der Straße von einem Auto niedergestoßen und erlitt einen Bruch des linken Oberarmes; er verspürte große Schmerzen im Arme, den er nicht bewegen konnte. Er hatte den gebrochenen Arm 20 Tage im Extensionsverband und litt während dieser Zeit an heftigen Schmerzen an der Bruchstelle, die auch nachts bestanden und Schlaf und Appetit beeinträchtigten; dann wurde ein fixer Verband angelegt, der 3 Wochen liegen blieb. Während dieser Zeit waren die Schmerzen gering; sie wurden erst wieder fühlbar, als mit Massagen und aktiven und passiven Bewegungen begonnen wurde. Bei Bewegungen des Armes dauerten die Schmerzen noch lange Zeit an. Es bestand ein komplizierter Knochenbruch, nach der klinischen Krankengeschichte entwickelte sich an der Bruchstelle eine chronische Entzündung des Knochens, welche auch die längere Persistenz der Schmerzen erklärt (Reuter).

J. P.-T., 45 jähriger Disponent, wurde beim Überqueren der Straße von einem Auto niedergestoßen und zog sich dabei eine Fraktur des rechten Unterschenkels zu; er lag 4 Wochen im Gipsverband unter geringen Schmerzen, die mit den Gehversuchen zunahmen. Da das Röntgenbild zeigte, daß der Knochenbruch deform geheilt war, wurde nach 2 Monaten das Bein in der Narkose gebrochen und wieder eingerichtet; es traten daher neuerlich starke Schmerzen ein, die den typischen Verlauf nahmen. Bei stärkerer Belastung des Beines traten aber nach einem halben Jahre noch Schmerzen auf, der Knochencallus blieb noch empfindlich (Reuter).

K. H., 60 jährige Pfründnerin, wurde, als sie auf dem Bürgersteig ging, von einem Auto niedergestoßen und überfahren; sie erlitt eine Unterschenkelfraktur, erhielt die übliche Behandlung und machte anfangs den normalen Schmerzablauf mit. Die Schmerzen überdauerten aber die Heilung und machten sich im Kreuz und linken Bein geltend; sie waren zurückzuführen auf einen chronischen Gelenksrheumatismus und auf arteriosklerotische Zirkulationsstörungen und somit mit dem Unfalle nicht in ätiologischen Zusammenhang zu bringen (Reuter).

A. L., 57jähriger Drechslermeister, wurde von einem Auto niedergestoßen und erhielt dabei einen heftigen Stoß in die rechte Hüfte; er mußte 4 Wochen zu Bette liegen und hatte starke Schmerzen im Bereiche des linken Schlüsselbeines und in der rechten Gesäßgegend, besonders während der ersten 12 bis 14 Tage waren die Schmerzen so stark, daß er sich nicht im Bette umdrehen konnte. Mit Beginn der fünften Woche besserte sich der Schmerz, die Gehversuche gestalteten sich dann wieder schmerzhaft, die Beschwerden hielten lange Zeit beim Gehen, längerem Stehen und Stiegensteigen an. Im Röntgenbilde zeigte sich eine Fraktur des linken Schlüsselbeines mit frischer Callusbildung und ein zweifacher Beckenbruch im Bereiche des Schambeines mit mäßiger Dislokation der Bruchenden und Calluswucherung; die anhaltenden Schmerzen erklärten sich aus dem deform geheilten Beckenbruche durch Druck der dislozierten Fragmente und der Knochenwucherung an der Bruchstelle auf Weichteile und Nerven (Ischiadicus). Die Erwerbseinbuße wurde für 3 Monate mit 100%, für weitere 3 Monate mit $66^2/_3$% und dann mit $33^1/_3$% bemessen (Reuter).

Sehr häufig verkannt werden Plattfußschmerzen. Es ist kein Zweifel, daß nach Unfällen ein Plattfuß sich bilden kann, und zwar durch Überdehnung der Gelenksbänder, wodurch die Widerstandsfähigkeit des Fußgewölbes geschwächt wird, oder kompensatorisch nach Fußwurzelbrüchen, Distorsionen, Quetschungen und so weiter durch stärkere Belastung des unverletzten Fußes. Es muß aber immer daran gedacht werden, ob Plattfußbeschwerden nicht schon vor dem Unfalle bestanden haben und besonders, wenn der Plattfuß einseitig gerade auf der verletzten Seite besteht; es ist immer der Beruf im Auge zu behalten, ob derselbe meistens im Gehen oder Stehen ausgeübt wird; der traumatische Plattfuß wird zweifellos überschätzt in seiner Häufigkeit. Es kommen nicht selten Verwechslungen mit der Metatarsalgie, der Mortonschen Erkrankung, vor.

Der beginnende Plattfuß macht im allgemeinen stärkere Beschwerden als der ausgebildete; die Schmerzen treten gleich bei den ersten Schritten ein, besonders beim Gehen auf hartem und unebenem Boden, es kommt zu einer Überempfindlichkeit der Fußsohle, namentlich wenn sich dort Schwielen bilden, die beim Gehen starke Schmerzen verursachen; in der Ruhe oder mit Einlagen, die das Fußgewölbe heben, schwinden die Schmerzen. Bei traumatischem Plattfuß ist eine längere Schonungsrente angezeigt (Thiem, Kaufmann, Engel).

Ich hatte unter meinem Kriegsbeschädigtenmaterial öfter Gelegenheit, Fälle von kompensatorischem Plattfuß zu sehen, bei denen über sehr intensive, in die Waden ausstrahlende Schmerzen geklagt wurde.

W. K., 31jähriger Wachmann, wurde von einem Auto niedergestoßen, das Rad des Autos soll über sein rechtes Bein gegangen sein; dasselbe war angeschwollen, ganz blau; 5 Wochen war er bettlägerig und litt unter starken Schmerzen, die sich in der Folge allmählich verloren. Es wurde eine Quetschung des rechten Beines festgestellt, die besonders die Gegend des Knies betraf. Es erschien glaubwürdig, daß mit dieser Quetschung starke Schmerzen verbunden waren in der Dauer von 2 Wochen und daß Schmerzen von geringerer Intensität noch durch mehrere Monate bestanden; es wurde auch ein Plattfuß mäßigen Grades beiderseits, und zwar rechts etwas stärker als links, diagnostiziert. Der kausale Zusammenhang mit dem Unfalle wurde in Abrede gestellt und angeführt, daß ein traumatischer Plattfuß schwerere Verletzungen eines Sprunggelenkes mit Knochen-, Gelenks- oder Bänderverletzungen zur Voraussetzung hat, was im vorliegenden Falle nicht in Betracht komme. Es mußte als ursächliches Moment für die Entstehung des Plattfußes vielmehr die stehende Beschäftigung herangezogen werden (Reuter).

E. P., Geschäftsfrau, wurde von einem Auto niedergestoßen und erlitt einen Knöchelbruch des linken Fußes mit einer Gelenksbänderzerrung. In der Folge entwickelte sich ein traumatischer Plattfuß, der beträchtliche Schmerzen beim Gehen und Stehen erzeugte (Reuter).

Es kommen oft Fälle vor, wo Schmerzen auf Unfallsfolgen bezogen werden, die anderweitig durch bestehende Gebrechen oder Krankheiten bedingt sind, das ist zum Beispiel bei Krampfadern der Fall. Ich hatte unter den Kriegsbeschädigten oft Gelegenheit, Rentenbewerber zu sehen, die ihre Schmerzen, die sich besonders bei Witterungswechsel und bei längerem Stehen und Gehen einstellten und mit Ermüdungsgefühl einhergingen, auf einen Rheumatismus zurückführten, während die Untersuchung Krampfadern als Schmerzensursache nahelegte.

A. J., 53 jährige Stickerin, wurde durch einen von rückwärts kommenden Stoß niedergeworfen und erlitt eine Quetschung des rechten Beines. Es bestanden starke Krampfadern und es mußte angenommen werden, daß die hartnäckigen Schmerzen, die ein langes Krankenlager mit sich brachten, von Blutungen aus stark erweiterten und varikös veränderten Venen herrührten (Reuter).

J. Fr., 35 jährig, wurde von einem Wagen, auf dem sie saß, auf das Pflaster geschleudert; sie wurde sofort in das Spital gebracht, wo sie bei der Aufnahme über Schmerzen in beiden Beinen klagte. Es fanden sich Kontusionen und Blutunterlaufungen an den Beinen; auch nach der Heilung der Verletzungen klagte sie noch über Schmerzen bei längerem Stehen, die zweifellos auf die an den beiden Unterschenkeln vorhandenen Krampfadern zurückzuführen waren. Da erwiesenermaßen Varicen durch Kontusionen ungünstig beeinflußt werden, entstand die Frage, ob eine Verschlimmerung des Gebrechens durch den Unfall aufgetreten sein konnte. Wenn sich das bei dem an sich zu Exazerbationen neigenden Leiden nicht mit Sicherheit sagen läßt, mußte im vorliegenden Falle mit Rücksicht auf den Grad der Kontusion und den Umstand, daß gerade am linken Bein, das auch stärkere Krampfadernbildung zeigte, zahlreiche Suffusionen bestanden, eine Möglichkeit der Verschlimmerung zugegeben werden, die aber auch nur als vorübergehend zu betrachten war (Reuter).

Es war im vorstehenden nur möglich, einige Hauptkapitel aus der Unfallskasuistik zu behandeln; die Fülle der Unfallsmöglichkeiten und die Mannigfaltigkeit der damit verknüpften Schmerzen schließt eine erschöpfende Darstellung aus.

VI. Schmerzen bei Vergiftungen

Unter den klinischen Symptomen der Vergiftungen stehen die Schmerzen oft im Vordergrunde. Wenn plötzlich schwere Krankheitssymptome und aus voller Gesundheit heraus quälende subjektive Beschwerden auftreten, liegt stets die Annahme einer Vergiftung nahe, wenn auch in dieser Beziehung vor einem kritiklosen Schematisieren gewarnt werden muß, da oft perakut einsetzende anderweitige Krankheitsprozesse ähnliche Bilder schaffen können. Allerdings darf nicht unberücksichtigt bleiben, daß auch hinsichtlich der Giftwirkung große individuelle Verschiedenheiten bestehen, daß auf der einen Seite bei schwächlichen Menschen oder bei solchen, die eine Idiosynkrasie besitzen, eine gewisse Intoxikationsbereitschaft bestehen kann, auf der anderen Seite wieder eine geringe Empfindlichkeit gegenüber Vergiftungsnoxen. Es darf auch nicht vergessen werden, daß viele gewerbliche Berufe Vergiftungsgefahren mit sich bringen, wie es am augenfälligsten bei den Arbeitern der Fall ist, die stets mit Blei zu tun haben. Die nachstehende Darstellung kann mit Rücksicht auf den Umfang der Materie keinen Anspruch auf Vollständigkeit erheben, sie soll sich nur mit der

Schmerzwirkung der für den Gerichtsarzt besonders wichtigen Gifte beschäftigen.

Auftreten von Kopfschmerzen bei Menschen, die sonst nicht zu derartigen Schmerzen disponiert sind und bei denen sich keine andere Krankheitsursache findet, lassen an Vergiftungen denken; Kopfschmerzen begleiten eine Reihe von Vergiftungen akuter und chronischer Art als Zeichen allgemeiner Intoxikation. Kobert spricht Depressionen oder vasomotorische Störungen als ihre Ursache an. Bei Bleivergiftungen kommen sie als Nachwirkung nach Anfällen von Bleikolik vor und halten dann längere Zeit an, bei akuten Bleivergiftungen bilden sie ein Initialsymptom. Bei chronischen Arsenikvergiftungen, wie sie in gewerblichen Betrieben vorkommen, finden sie sich oft, ebenso bei Intoxikationen mit Arsenwasserstoff. Die Halogene und deren Salze rufen Kopfschmerzen hervor, das Bild der Vergiftung mit Kalium chloricum wird von Kopfschmerzen beherrscht, Kalziumsalze erzeugen toxischen Kopfschmerz, ebenso giftige Gase und Dämpfe aller Art. Schwefelwasserstoff wirkt bei längerer Einatmung auf das Zentralnervensystem und erzeugt anhaltende Kopfschmerzen. Bei Kohlenoxydvergiftungen stellen sich als Prodromalsymptom klopfende Schmerzen in den Schläfen ein. Diese Schmerzen treten auch ein bei länger andauernder Einatmung kleiner Mengen dieses Gases; auch im Stadium der Genesung finden sich infolge von Zirkulationsstörungen noch Kopfschmerzen. Blausäure und Zyanide machen Kopfschmerzen, doch kommen diese wegen raschen Bewußtseinsverlustes kaum zur Perzeption; bei chronischen Zyanvergiftungen in gewerblichen Betrieben zeigen sie sich regelmäßig. Methylalkohol schafft Kopfschmerzen, ebenso Äthylalkohol im Rausche. Jodoform, Naphthalin, Nitrobenzol führen bei Vergiftungen zu Kopfschmerzen; nach Salvarsaninjektionen treten sie ebenfalls oft auf, ebenso im Kokainrausch und bei Lumbalanästhesie mit Novokain oder Tropakokain. Nach großen Chiningaben kommt es zu Kopfschmerzen und Schwindel. Nikotinmißbrauch und Fleischvergiftungen rufen ebenfalls toxische Kopfschmerzen hervor.

Eine Reihe von Ätzgiften bewirken auf der Haut und den äußeren Schleimhäuten durch Ätzwirkung starke Schmerzen. Es sind dies vor allem die Ätzgifte, die lokal wirken, ohne die Nervenendigungen zu lähmen, wie Säuren, Alkalien und Metallsalze, während andere Gifte, vor allem die Phenole und deren Derivate, die peripheren Nerven lähmen, wodurch die Schmerzhaftigkeit herabgesetzt oder erloschen ist; bei diesen Giften kommt es auch zu rascher Bewußtlosigkeit, welche die Schmerzperzeption beeinflußt. Die lokale Wirkung der Säuren und Laugen besteht in einem schmerzhaften Erythem; eine besonders schmerzhafte Wirkung auf die Haut kommt dem Ätzkalk zu. Giftige Gase reizen die äußeren Schleimhäute, besonders die Bindehäute, wie die Zyandämpfe. Bienenstiche sind lokal sehr schmerzhaft und rufen Entzündungserscheinungen an der Haut hervor. Die Bisse von Giftschlangen sind wenig schmerzhaft, der Biß wird nur als Stich empfunden.

Die Haupteingangspforte für Gifte ist der Mund, daher finden sich an diesem sowie im ganzen Verdauungstrakte bei vielen Giften lokale Wirkungen; Vergiftungserscheinungen vom Darm aus kommen aber auch durch Resorption des Giftes zustande. Durch Ausheilung von Verätzungen kann es zu Strikturen kommen, durch Dehnung der Gewebe oder durch Einbeziehung von Nerven in die Narben können Schmerzen entstehen. Manche Gifte, die lokal irritierend wirken, verursachen eine toxische Gastritis und Enteritis. Bei Verätzung der Magenschleimhaut kann es zur Perforation kommen, die die früher geschilderten intensiven Schmerzen hervorbringt. Bei akuter Sublimatvergiftung tritt fast unmittelbar nach der Einfuhr unter brennenden Schmerzen eine Gingivitis und Stomatitis auf, dann auch Schmerzen von Seite des Ösophagus, Magens und Darmes, letztere mit quälendem Tenesmus. Eine schmerzhafte Stomatitis stellt sich auch ein bei chronisch wirkenden Quecksilberdämpfen in gewerblichen Betrieben. Bei Bleivergiftungen stehen im Vordergrund des Krankheitsbildes die Bleikoliken, denen oft schon geringere Magenschmerzen vorausgehen; die Kolikschmerzen stellen sich plötzlich ein, nehmen rasch zu, haben krampfartigen Charakter, sind vorwiegend unterhalb des Nabels lokalisiert, strahlen aber auch aus; nach kurzem Intervall wiederholt sich der Schmerzanfall. Mit dem unlöslichen, besonders im Röntgenbetriebe viel verwendeten Bariumsulfat sind oft Verunreinigungen mit leicht löslichen und daher rasch resorbierbaren Bariumsalzen verbunden, die Brennen in Mund und Speiseröhre und krampfartige Schmerzen im Magen und Darm hervorrufen. Bei akuter Bleivergiftung treten ganz initial Bauchschmerzen auf, nach einigen Tagen kommt es zu spontanen Schmerzen und zur Druckempfindlichkeit in der Lebergegend, die durch Schwellung des Organs und Kapselspannung bedingt sind. Aus demselben Grunde treten Schmerzen in der Lebergegend bei Phosphorvergiftungen auf. Bei akuten Arsenikvergiftungen treten nach kurzer Zeit schon metallischer Geschmack im Munde, Kratzen und Brennen im Rachen auf und starker Schmerz im ganzen Unterleib; das profuse Erbrechen ist schmerzhaft, auch nach Aufhören desselben bleiben Leibschmerzen noch länger bestehen. Arsenwasserstoff schafft starke Schmerzempfindlichkeit der Leber. Beim Trinken von Säuren tritt durch die Verätzung starker Schmerz an der Schleimhaut des Mundes, Rachens und Oesophagus auf, die lokale Ätzwirkung macht sich in den entfernteren Teilen des Verdauungstraktes weniger geltend, das Erbrechen gestaltet sich oft schmerzhaft. Die Kieselsäure und ihre Salze, die in der Technik eine Rolle spielen, brennen im Munde und rufen Leibschmerzen hervor, die lokale Ätzwirkung der Chromsäure und ihrer Salze, die für die Füllung der Induktionsapparate Verwendung finden, ist eine intensive. Magenschmerzen finden sich bei chronischem Morphiummißbrauch, bei geringerer Zufuhr von Kanthariden, wie sie als Abortivum gebraucht werden, und bei Fleisch- und Fischvergiftung; Kokain und Jodoform können Koliken bewirken. Der Genuß von Giftpilzen ist verbunden mit Magenschmerzen und Koliken, und zwar hauptsächlich der vom Knollenblätterpilz und Fliegenpilz.

Giftige Dämpfe reizen die Schleimhaut der Atemwege und bewirken durch Ätzwirkung Schmerzen; es kommen in Betracht vor allem Schwefelwasserstoff, der Brennen auf den Schleimhäuten und drückende Brustschmerzen macht, die Dämpfe der Blausäure und der Zyanide, die Kratzen in Nase und Larynx und schmerzhafte Beklemmungen erzeugen, das Kohlenoxydgas, das Dyspnoe bewirkt, Formaldehyd und Ammoniak und Dämpfe der salpetrigen Säure, die lokal wirken; bei letzterer treten allerdings die Beschwerden erst einige Zeit nach dem Einatmen auf; Nikotin kann einen krampfartigen Zustand der Gefäße schaffen und damit stenokardische Beschwerden; dieselbe Störung hat auch Kokainmißbrauch im Gefolge.

Die Niere ist das wichtigste Ausscheidungsorgan; Gifte, die auf diesem Wege ausgeschieden werden, machen eine Schädigung der Niere, die gewöhnlich als toxische Nephritis bezeichnet wird, wenn auch die anatomischen Veränderungen dem gewöhnlichen Bilde der Nephritis nicht immer ganz entsprechen; die Folge dieser Schädigung sind Schmerzen; in erster Linie ist dies der Fall bei den Kanthariden und den ätherischen Ölen; Schmerzen in der Lendengegend, von der Nierenschädigung herrührend, findet man schon bei Anwendung eines Kanthariden-Pflasters, auch bei kleinen Gaben von Kanthariden, wie es bei Einleitung eines Abortus vorkommt, finden sich Nierenschmerzen, ebenso bei Einwirkung des Arsenwasserstoffes und der Chromsäure. Quecksilberpräparate schaffen eine äußerst schmerzhafte Anurie. Bleivergiftungen können zu Myalgien und Arthralgien führen, die sehr heftig sind und einen stechenden, brennenden Charakter haben; ein besonderes Bild bietet die Bleigicht, deren Schmerzanfälle denen der echten Gicht ähneln. Wenn größere Mengen von Arsenik zur Resorption kommen, treten Zuckungen in verschiedenen Muskelgruppen auf. Gliederschmerzen finden sich bei Kohlenoxydgasvergiftungen und beim Botulismus. Letzterer führt ebenso wie der Genuß des Knollenblätterpilzes zu Wadenkrämpfen. Das bedeutsamste Krampfgift ist das Strychnin, das äußerst schmerzhafte allgemeine Krämpfe hervorruft.

Eine Reihe von Giften führen zu Neuritiden. Sie finden sich beim chronischen Alkoholismus, besonders bei Likörtrinkern und bei Intoxikationen mit Absinth und Anisol, sie kommen daher vor bei Arbeitern in Bonbonfabriken. Am häufigsten kommt es zu schmerzhaften Neuritiden bei der chronischen Arsenikvergiftung; Blei schädigt mehr die motorischen Fasern, bei Kindern und Jugendlichen finden sich aber auch sensible Reizerscheinungen. Neuritiden werden hervorgerufen ferner durch Kohlenoxydgas und Schwefelkohlenstoff. Auch Nikotinmißbrauch kann dazu führen; im Abstinenzstadium nach Morphiumabusus treten neuralgische Schmerzen öfter in Erscheinung. Gerade bei den Neuritiden spielt die individuelle Empfindlichkeit eine hervorragende Rolle (Starkenstein, Pohl, Rost, Zangger, Kobert).

VII. Schmerzsimulation

Die Simulation von Schmerzen ist keine Seltenheit. Schmerzen als rein subjektives Symptom lassen sich leicht vortäuschen, und da es Krankheitszustände gibt, bei denen mangels hervorstechender objektiver Krankheitsmerkmale die Schmerzen bei Findung der Diagnose im Vordergrund stehen, erwächst für den Gerichtsarzt oft eine schwere Aufgabe, wenn er sein Urteil abgeben soll, ob geäußerte Schmerzen wirklich vorhanden sind oder vorgetäuscht werden. Unter Simulation versteht man die Vortäuschung eines nicht vorhandenen Krankheitszustandes zum Unterschied von der Aggravation, bei welcher es sich um Übertreibung eines wirklich vorhandenen, aber geringfügigeren Leidens handelt. Zur Simulation gehört, wie Reichardt sagt, ein aktives Willensmoment, es herrscht eine eigennützige Zweckvorstellung vor, die Dauer der Simulation ist von der Erreichung des erstrebten Zieles abhängig. Nicht selten dient die Simulation der Erreichung verbrecherischer Ziele. In vielen Kreisen besteht eine Simulationsriecherei und Thiem ist zuzustimmen, wenn er die Behauptung aufstellt, die Häufigkeit der Simulationsdiagnose stehe im umgekehrten Verhältnisse zur Erfahrung des Arztes. „Der Arzt braucht Menschenkenntnis und Erfahrung, um über die Glaubwürdigkeit einer Person und deren

Angaben urteilen zu können; er muß sich dabei der größten Objektivität befleißigen, auch wo er den Schuldspruch ‚Simulation' oder ‚Zurechnungsfähigkeit' fällen muß, darf es von ihm aus kein Schuldspruch sein, er bestätigt eine Tatsache; der Richter hat sich wertend mit ihr abzufinden" (Utitz). Es muß die ganze Persönlichkeit in Betracht gezogen werden, ihre individuelle Schmerzreaktion, allenfalls ihre krankhafte Beschaffenheit. Gerade bei Psychopathen und Neuropathen findet sich Simulation häufig, ebenso bei allen intellektuellen Schwächezuständen; es kann bei diesen Konstitutionsgruppen auch eine Schmerzüberempfindlichkeit ebenso wie eine Unterempfindlichkeit für Schmerzen vorhanden sein, es sei hier erinnert an die erwähnten, sehr häufig vorkommenden Hypalgesien und Analgesien psychopathischer Verbrecher, die anderseits sehr oft mit aggravierten oder simulierten Schmerzen den Arzt belästigen. Es muß darauf Bedacht genommen werden, daß chronische Alkoholiker, rheumatisch Disponierte und Hysterische eine beträchtliche Schmerzbereitschaft haben. Es gibt aber auch geborene Simulanten, denen die individuelle Fähigkeit zur Simulation eigen ist, die ein Analogon abgeben zum pathologischen Lügner. Nicht so selten gewinnt aber ein Zwecksimulant, der die ersten schüchternen Versuche macht, seine Sicherheit und Vollendung durch die Schuld des Arztes, wenn dieser in der Diagnose sich unsicher zeigt, durch unbedachte Fragen dem Simulanten unbewußt Vorschub leistet oder gar dessen Opfer wird. Die Untersuchung muß bei Simulationsverdacht mit großer Vorsicht und Zielsicherheit geführt werden, der Simulant muß in die Enge getrieben und ratlos gemacht werden, so daß er selbst von seinem Vorhaben absteht.

Die Anamnese muß Aufschluß geben über die Vorgeschichte und über die Entstehung und Art der Schmerzen. Es muß zum Beispiel festgestellt werden, ob ein Unfall wirklich stattgefunden hat, ob dieser von solcher Art war, daß er die geäußerten Schmerzen zur Folge haben kann, ob nicht ein Mißverhältnis besteht zwischen Trauma und angeblichen Schmerzen; nicht so selten klagen von elektrischen Unfällen Betroffene über starke Schmerzen, während erfahrungsgemäß gerade solche Unfälle schmerzlos verlaufen; oft werden bei unkompliziert verlaufenden Quetschungen und Knochenbrüchen Schmerzen weit über die Zeit hinaus angegeben, während welcher die Unfallsschmerzen zu bestehen pflegen. Anderseits spricht wieder die Erfahrung oft dafür, daß heftige Schmerzen lange Zeit persistieren, zum Beispiel nach Amputation von Extremitäten. Hinsichtlich der geäußerten Schmerzen ist zu erheben, welchen Charakter sie haben, welche Intensität sie haben und welche Lokalisation, zu welcher Tageszeit sie exazerbieren, in welcher

Körperstellung, ob sie beeinflußbar sind durch äußere Momente, besonders durch Medikamente. Die Untersuchung, die allenfalls wiederholt vorzunehmen ist, hat sich zunächst darauf zu erstrecken, ob ein allgemeines oder lokales Leiden als Quelle der Schmerzen zu finden ist, ob sich an der Schmerzstelle krankhafte Veränderungen finden, wie etwa ein Herpes Zoster oder Narben; bei letzteren erscheint ein Schmerz wahrscheinlich, wenn sie mit Knochen oder Muskeln verwachsen sind, in der Nähe von Gelenken oder an Stellen liegen, die dem Drucke ausgesetzt sind, wie die Fußsohle. Der Schmerz zeitigt auch objektive Begleiterscheinungen, wie Zwangshaltungen und Muskelspannungen zur Schonung der schmerzenden Stelle, oder eine Akinesia algera, letztere zum Beispiel bei Verletzung der Schulter, wo dann der Arm bewegungslos herabhängt. In die Augen springt vor allem der mimische Schmerzensausdruck, der dem Kenner nicht leicht vorgetäuscht werden kann und der auch bei Ablenkung der Aufmerksamkeit nicht verschwinden darf; oft werden der Ausdruck und die sonstigen Schmerzäußerungen sichtlich übertrieben, indem sie schon bei der geringsten Berührung in großer Intensität produziert werden. Starke Dauerschmerzen beeinträchtigen das Allgemeinbefinden; es kommt zur Erschöpfung, Gewichtsabnahme, Abmagerung, Schlaflosigkeit und Appetitstörung; wenn jemand behauptet, er könne wegen andauernder Schmerzen nicht schlafen und zeigt dabei einen guten Kräfte- und Ernährungszustand, so spricht dies gegen die Realität oder mindestens gegen die angegebene Intensität der Schmerzen, ebenso wenn die Stimmung eine gute ist und der angeblich Schmerzgequälte Vergnügungen nachgeht; allerdings muß berücksichtigt werden, daß die Euphorie schmerzfreien Intervallen entsprechen kann. Für die Echtheit von Schmerzattacken muß das Verhalten der Pulsfrequenz, des Blutdruckes und die Weite der Pupillen im Schmerzanfalle herangezogen werden sowie allenfalls eine Dèfense musculaire, wobei jedoch betont werden muß, daß alle Male nur der positive Ausfall unbedingt entscheidend ist. Bei der Prüfung einer behaupteten Druckempfindlichkeit muß die Untersuchung wiederholt mit wachsender Druckintensität vorgenommen werden; der Druck darf nicht zu stark ausgeübt werden und muß gleichsam zufällig außer an den typischen Druckpunkten, die Simulanten doch selten genau bekannt sind, vergleichsweise auch an benachbarten Stellen durchgeführt werden, auch bei abgelenkter Aufmerksamkeit; Simulanten wechseln oft mit der Angabe der Druckschmerzstellen, sie verraten sich auch oft durch die Art der Schmerzäußerung, indem sie schon bei Annäherung der Hand zusammenzuschrecken oder schreien, bevor sie eine Abwehrbewegung machen, während erfahrungsgemäß bei echtem Druckschmerz diese das Primäre ist. Bei angeblich druckempfindlichen Narben bewährt sich oft der Kunstgriff Schusters, der an einer beliebigen Stelle unter der Vorgabe, es sei die Narbe, drückt, worauf Simulanten meistens Schmerzen äußern, während der Druck auf die Narbe selbst dann ohne Reaktion bleibt. Die Prüfung schmerzempfindlicher Stellen geschieht am besten bei verbundenen Augen; es empfiehlt sich, die angegebenen Druckpunkte zu markieren, da Widersprüche in der Lokalisation oder Angabe von Schmerzen, die kein anatomisches Nervengebiet einhalten, Verdacht auf Simulation erwecken müssen. Im allgemeinen läßt sich sagen, daß Mangel an innerer Wahrscheinlichkeit bei der Schmerzschilderung und an Konstanz derselben für Simulation spricht. Eine einwandfreie Entlarvung ist oft schwer möglich, oft erst nach längerer Beobachtung. Es gibt eine große Zahl ärztlich empfohlener Simulationsproben, von denen nur einige erwähnt sein mögen. Engelens Vorschlag geht dahin, Jodnatrium oder Salizyl zu verordnen, wenn die angeblichen Schmerzen auftreten, und dann durch die Harnuntersuchung festzustellen, ob das Medikament genommen wurde. Eine andere Probe besteht darin, daß der Induktionsstrom unterbrochen wird durch Ausschaltung der Leitungsschnur, während der Apparat weitersurrt (Seeligmüller); suggestible Menschen spüren aber auch weiter den Schmerz, während der bedächtige Simulant auf den Trick aufmerksam wird; der Müllersche Versuch beruht darauf, daß zwei Tasteindrücke, um getrennt empfunden zu werden, je nach dem Körperteile eine gewisse Entfernung voneinander haben müssen. Bei geschlossenen Augen wird nun ein Finger auf die angeblich druckempfindliche Stelle gesetzt, der andere auf eine so nahegelegene Stelle, daß nur ein Tasteindruck auftreten kann und dann wird abwechselnd der eine und der andere Finger abgezogen. Das Mannkopf-Rumpfsche Zeichen sowie das Parrotsche Zeichen (sympathische Schmerzreaktion der Pupillen) wurde bereits erwähnt.

Am häufigsten ist die Simulation von Kopfschmerzen, wie wir bei der Begutachtung der Kriegsbeschädigten zu beobachten Gelegenheit haben, da der objektive Nachweis derselben kaum möglich ist. Engel sagt, gegen dauernde starke Kopfschmerzen spreche eine regelmäßige Betätigung in einem geräuschvollen Betriebe, laute polternde Sprache, lautes kräftiges Schneuzen der Nase, freie Beweglichkeit des Kopfes und Fehlen einer Zwangshaltung desselben. Dann folgen an Häufigkeit Neuralgien jeder Art, vor allem Interkostalneuralgien und Ischias. Bei einer echten Interkostalneuralgie bleibt eine Brustseite bei der Atmung zurück und der Zwerchfellschatten ist abgeschwächt. Zum Beweise der Echtheit einer Ischias genügt der Nachweis des Lasègueschen Symptoms, allenfalls des Feuersteinschen Zeichens (Bewegungen mit dem gesunden Bein beim Stehen auf dem schmerzhaften; Ischiatiker können das gesunde Bein nicht bis zur rechtwinkeligen Hüftbeugung bringen, ohne Schmerzempfindung in der kranken Gesäßhälfte) und des Bonnetschen Zeichens (Schmerzen bei der Adduktion des erkrankten Beines). Bei Schmerzen, die in die inneren Organe verlegt werden, ist von Wichtigkeit der Nachweis Headscher Zonen. Zur Orientierung über die Simulation der einzelnen Schmerzqualitäten und Schmerzlokalisationen sei auf die einschlägige Literatur verwiesen (Thiem, Kühne, Kaufmann, Erben, Reichardt, Waibel, Schmidt, Leppmann).

VIII. Schmerzperversion

Während normalerweise der Schmerz den Unlustgefühlen zuzuzählen ist, gibt es eine Minderheit, bei denen eine Schmerzgeilheit, eine Leidlust besteht, bei denen das Zufügen oder Erleiden von Schmerz mit sexueller Wollust verknüpft ist. Die Sexualpathalogen bezeichnen diese Perversion als Algolagnie, Hirschfeld hat den weniger bezeichnenden Ausdruck Metatropismus geprägt. Die Algolagniker scheiden sich in aktive, die Sadisten, und passive, die Masochisten. Das Zufügen oder Erleiden von Schmerzen kann zum abschließenden Koitus führen oder es kann ein Äquivalent für den unterbleibenden Koitus darstellen. Der Sadismus wird angesehen als eine pathologische Steigerung des normalen männlichen Geschlechtstypus, der Masochismus bei Männern als Umkehrung des zuständigen Geschlechtstypus zum weiblichen. Bei der Betätigung des algolagnischen Geschlechtstriebes spielt gewöhnlich die Phantasie eine große Rolle. Die Perversion beruht meistens auf einer konstitutionellen Anlage, nicht selten wird diese aus ihrer Latenz durch ein stark gefühlsbetontes Erlebnis geweckt und durch die weitere assoziative Verknüpfung dieses Erlebnisses mit dem Geschlechtstriebe und Fixierung der Assoziationen in der Pubertät die entscheidende Richtung für das künftige Geschlechtsleben gegeben. Schuster findet feste Beziehungen zwischen Algolagnie und infantiler Sexualität. Nicht selten finden sich beide Extreme bei einem Individuum vereinigt, wobei es oft auf zufällige Gelegenheitsursachen ankommt, ob bei diesen algolagnen Mischtypen die sadistische oder die masochistische Komponente prävaliert. Gewiß gibt es aber auch nicht selten sexuell Hyperästhetische, die in späteren Jahren bei herabgesetzter Potenz auf diese sexuellen Finessen verfallen, ich hatte öfter Gelegenheit, solche Individuen kennen zu lernen. Es besteht kein Zweifel, daß das Hauptkontigent zu den Algolagnikern die Psychopathen stellen, bei denen Affekt- und Triebleben oft von der Norm abweichen, daher findet man unter den Verbrechern den Masochismus öfter. Nicht selten gesellen sich zur Algolagnie auch andere sexuelle Perversionen wie Fetischismus, Transvestitismus, Exhibitionismus und Homosexualität dazu. Galant berichtet unter ausführlicher Darstellung eines Falles von gelegentlichen Algohalluzinationen bei Algolagnikern, die als sexuelle Wunschhalluzinationen aufzufassen sind und durch Befriedigung der Leidenschaft zur Entspannung führen; unter Umständen kann es zu länger dauernden Delirien kommen, in denen der Algohalluzinant seine Algolagnie ganz auslebt. Die sadistischen Handlungen bewegen sich je nach Art und Stärke des Triebes von läppischen Handlungen und bei Prostituierten bestellten Szenen bis zum Lustmorde, sie gipfeln in der Freude an der Schmerzäußerung des Opfers, meistens handelt es sich um Flagellationen irgendwelcher Art, manchmal auch um Messerstechereien, Würgakte und dergleichen; die Mißhandlungen können an Erwachsenen oder Kindern vorgenommen werden; zweifellos sind viele Kinder- und Soldatenmißhandlungen, aber auch Tierquälereien auf eine sadistische Wurzel zurückzuführen; manchmal weidet sich der Sadist mit Vorliebe an langsamen, systematisch vollzogenen Qualen der Opfer, anderen wieder genügt das Zuschauen bei der Züchtigung dritter. Zu erwähnen wäre auch das Vorkommen des Autosadismus; bei diesem kommt es zu Selbstverstümmelungen und Selbstverletzungen, zu ihnen sind wohl auch in vielen Fällen die angeblich in religiöser Ekstase durchgeführten Selbstgeißelungen zu rechnen. Die Sadisten werden oft antisozial und können zu Verbrechern werden durch Zufügung von körperlichen Beschädigungen, allenfalls fahrlässige Tötung oder Überschreitung des Züchtigungsrechtes durch Eltern, Vormünder, Lehrer, Dienst- oder Lehrherren. Die Masochisten sind im allgemeinen harmloser und werden selten kriminell werden. Die Schmerzzufügung erfolgt mit Zustimmung und auf Verlangen der Mißhandelten. Hier handelt es sich vorwiegend um Schläge mit den verschiedensten Instrumenten, namentlich auf das Gesäß; durch mechanische Reizung der erogenen Zonen kommt es reflektorisch zur Erregung des Ejakulationszentrums, außerdem bewirkt die stärkere Blutzufuhr zu den mißhandelten Körperteilen infolge der Geißelung eine Verstärkung des Wollustgefühls. Schuster sagt: die Schmerzen werden nur, wenn sie mit Geschlechtslust verknüpft sind, lustempfunden, in dem Augenblicke, wo die Gedanken von der Geschlechtslust abschweifen, tritt Unlust ein; bei der sexuell lustvollen Empfindung handelt es sich um ein Übertönen des

Schmerzes durch eine sexuell lustbetonte Vorstellung. Er meint aber, daß es möglich sei, daß es Fälle sexueller Erregung durch Schläge ad nates gebe, die nicht masochistischer Natur seien, sondern lediglich auf die verstärkte Erogenität der Analzone zurückzuführen sind. Stekel erwähnt einen sehr interessanten Fall, in dem eine Operationssucht als masochistische Äußerung bestand; es handelte sich um eine Frauensperson, die in 7 Jahren 11 operative Eingriffe an sich vornehmen ließ und unerträgliche Schmerzen vortäuschte, um die Chirurgen zur Operation zu veranlassen. Es sind wiederholt Masochisten bekannt geworden, die ihre Schmerzlust in Gedichten besungen haben (v. Krafft-Ebing, Hirschfeld, Forel, Bloch, Wulffen).

Für die Wichtigkeit des Schmerzproblems zeugt es, daß ein so bedeutender Pathologe wie Strümpell eine seiner letzten Arbeiten demselben gewidmet hat. Er führt darin in geistvoller Weise aus, daß ein einziger physiologischer Vorgang sich mit Schmerzen verbinde, nämlich die Ausstoßung der Frucht aus dem mütterlichen Leibe, sonst sei der Schmerz nur mit pathologischen Vorgängen im Körper gepaart, wobei aber dessen teleologische Bedeutung hervorgehoben werden müsse. Dem Schmerz kommt daher im Menschenleben als Künder gefahrdrohender Veränderungen eine große Rolle zu. Aufgabe der Menschen und in erster Linie Aufgabe der Ärzte ist es, die Natur in dieser Hinsicht zu belauschen und die Sprache des Schmerzes verstehen zu lernen. Wie schwer verständlich diese Sprache ist, ist jedem Arzt klar. Der Gerichtsarzt, der täglich vor die Notwendigkeit gestellt ist, in schwierigen Lagen sich zurechtzufinden und naturwissenschaftlich schwer zu beantwortende Fragen Laien verständlich zu machen, muß besonders bestrebt sein, dieser Schwierigkeiten Herr zu werden. Das Ringen nach Erkenntnis ist unser Lebenszweck; ich sah es als meine Aufgabe an, mitzuwirken beim Bestreben, das schwierige Problem der Schmerzen und deren Bedeutung für den Gerichtsarzt der Erkenntnis näher zu bringen.

Literaturverzeichnis

1. Albrecht: Über Leib- und Kreuzschmerzen. Münch. med. Wochenschr., 48, 1922.
2. Alexander: Kritisches zur Neuralgiefrage. Zeitschr. f. d. ges. Neurol. u. Psychiatrie, 1, 3, 79.
3. Aschoff: Pathologische Anatomie. 6. Aufl. Jena: G. Fischer, 1923.
4. Auerbach: Der Kopfschmerz, seine verschiedenen Formen, ihr Wesen, ihre Erkennung und Behandlung. Berlin: Julius Springer, 1912.
5. Bardeleben: In Realenzyklopädie der gesamten Heilkunde. Herausgegeben von Eulenburg. 3. Aufl. Berlin-Wien: Urban & Schwanzenberg.

6. Bergmann: Das Schmerzproblem der Eingeweide. Münch. med. Wochenschr., 32, 1922, und Klin. Wochenschr., 22, 1922.
7. Bing: Lehrbuch der Nervenkrankheiten. 3. Aufl. Berlin-Wien: Urban & Schwarzenberg, 1924.
8. — Neuralgien, Myalgien, Psychalgien. Schweiz. med. Wochenschr., 1, 1924.
9. Bischoff: Der Geisteszustand der Schwangeren und Gebärenden. Groß-Archiv. 29.
10. Bleier: Zur Ätiologie stenokardischer Brustschmerzen. Wien. med. Wochenschr., 47, 1924.
11. Bleuler: Lehrbuch der Psychiatrie. 2. Aufl. Berlin: J. Springer, 1918.
12. Bloch: Das Sexualleben unserer Zeit. 2. und 3. Aufl. Berlin: A. Marcus, 1907.
13. Brüning: Über den Bauchschmerz. Münch. med. Wochenschr., 17, 1921.
14. — Die Lehre vom Bauchschmerz. Klin. Wochenschr., 17, 1924.
15. — und Gohrbandt: Ein Beitrag zur Pathogenese der Schmerzen bei der Darmkolik und zur Sensibilität der Bauchwand. Zeitschr. f. d. ges. exp. Med., 5, 6, 29.
16. Buchholz: Beiträge zur Erklärung der Entstehung der Bauchschmerzen, Dtsch. Zeitschr. f. Chir., 1, 2, 181.
17. — Über Leibschmerzen. Münch. med. Wochenschr., 11, 1922.
18. — Über Leibschmerzen. Klin. Wochenschr., 13, 1922.
19. Cabot: Differentialdiagnose an Hand von 385 genau besprochenen Krankheitsfällen. Berlin: J. Springer, 1914.
20. Carus: Symbolik der menschlichen Gestalt. 2. Aufl. Leipzig: M. Brockhaus, 1858.
21. Cornelius: Psychologie als Erfahrungswissenschaft. Leipzig: B. G. Teubner, 1897.
22. Curschmann: Kopfschmerz und Migräne. Münch. med. Wochenschr. 4, 1924.
23. — Neuralgien. Münch. med. Wochenschr., 23, 1923.
24. — Neuritis und Polyneuritis. Münch. med. Wochenschr., 27, 1923.
25. Darwin: Der Ausdruck der Gemütsbewegungen bei den Menschen und den Tieren. Übersetzt von Carus. Stuttgart: E. Schweizerbart, 1872.
26. Dittrich: Handbuch der Sachverständigentätigkeit, 1, III und VI. Wien-Leipzig: W. Braumüller, 1921.
27. — Lehrbuch der gerichtlichen Medizin. Leipzig, Prag, Wien: Haase, 1921.
28. Dörfler: Der Geisteszustand der Gebärenden. Friedreichs Blätter f. gerichtl. Med., 44.
29. du Bois-Reymond: Kompendium der Physiologie. Berlin: S. Karger, 1918.
30. Ebbinghaus: Abriß der Psychologie. Leipzig: Veit & Comp., 1908.
31. Edinger: Zur Lehre vom Schmerz. Arch. f. Psychiatrie u. Nervenkrankh., 23. Bd.
32. — Über die Lokalisation des Kopfschmerzes. Ärzt. Sachv. Z., 24, 1900.
33. Ehrenzweig: System des allgemeinen österreichischen Privatrechtes, 2 Bd. Wien: Manz, 1920/1923.
34. Entscheidungen des österreichischen Obersten Gerichtshofes in Strafsachen. Wien: Staatsdruckerei.
35. Entscheidungen des österreichischen Obersten Gerichtshofes in Zivil- und Justizverwaltungssachen. Wien: Staatsdruckerei.
36. Engel: Die Beurteilung von Unfallsfolgen nach d. R. V. O. Berlin-Wien: Urban & Schwarzenberg, 1913.

37. Erben: Diagnose der Simulation nervöser Symptome. Berlin-Wien: Urban & Schwarzenberg, 1912.
38. — Kreuz- und Rückenschmerzen. Münch. med. Wochenschr., 15, 16, 1920.
39. Eschbaum: Beitrag zur Differentialdiagnose der Bauchkoliken. Med. Klinik, 37, 1923.
40. Ewald: Rückenschmerzen, Spondylitis deformans und Unfall. Ärztl. S. Z., 6, 1914.
41. Finger: Das Strafrecht I. Berlin: C. Heymann, 1912.
42. Flatau: Über Kopfschmerz bei Unfallsverletzten. Ärztl. S. Z., 5, 1912.
43. Flesch und Schüller: Tuberkulöser Kopfschmerz. Münch. med. Wochenschr., 3, 1922.
44. Forel: Die sexuelle Frage. 6. und 7. Aufl. München: E. Reinhardt, 1907.
45. — Der Hypnotismus. 4. Aufl. Stuttgart: F. Enke, 1902.
46. Franke: Zur Untersuchung des Leibes bei Bauchschmerzen. Münch. med. Wochenschr., 40, 1922.
47. v. Frey: Versuche über schmerzerregende Reize. Zeitschr. f. Biol. 76. Bd.
48. — Verspätete Schmerzempfindungen. Zeitschr. f. d. ges. Neurol. u. Psychiatrie, 1, 3, 79.
49. Friedreich: Über die forensische Bedeutung des Schmerzens. Blätter f. gerichtl. Anthropologie, 3, 1856.
50. Frisch: Über tuberkulösen Kopfschmerz. Beiträge z. Klinik d. Tuberkulose, 2, 49.
51. Fritsch: Gerichtsärztliche Geburtshilfe. Stuttgart: F. Enke, 1901.
52. Fröhlich: Viscerale Schmerzempfindung. Münch. med. Wochenschr., 12, 13, 73.
53. Fuchs Alfred: Die Schicksale der Kopfverletzten. Wien. med. Wochenschr., 49, 1922.
54. Fuchs Ernst: Lehrbuch der Augenheilkunde. Leipzig-Wien: F. Deuticke, 1890.
55. Fürbringer und Stettiner: Im Jahrbuch d. prakt. Med. Stuttgart: F. Enke, 1907.
56. Galant: Algohallucinosis. Berlin: A. Hirschwald, 1920.
57. v. Gaza: Über Headsche Zonen. Klin. Wochenschr., 18, 1924, und Münch. med. Wochenschr., 11, 1924.
58. Glaß: Der Dauerschmerz als charakteristisches Frühsymptom der Pancreatitis acuta. Dtsch. Zeitschr. f. Chir., 1, 2, 177.
59. v. Gleispach: Über Kindesmord. Groß-Archiv 27.
60. Goldscheider: Über den Schmerz in physiologischer und klinischer Hinsicht. Berlin: A. Hirschwald, 1894.
61. — Das Schmerzproblem. Berlin: Julius Springer, 1920.
62. Graff: Zur Symptomatologie der Uterusruptur. Wien. klin. Wochenschr., 13, 1925.
63. Griesinger: Pathologie und Therapie der psychischen Krankheiten. 4. Aufl., Braunschweig: Wreden, 1876.
64. Groß: Zur Frage der Selbstkastration. Groß-Archiv 43.
65. Gruber: Die Beurteilung von Rückenschmerzen als Unfallsfolge. Monatsschr. f. Unfallsheilk. u. Invalidenw. ref. Dtsch. Zeitschr. f. d. ges. ger. Med., 11, 1921.
66. Haberda: Strittige geschlechtliche Verhältnisse in Schmidtmanns Handbuch d. gerichtl. Med. 1. Bd. Berlin: A. Hirschwald, 1900.
67. — Zur Lehre vom Kindesmorde. Wien-Leipzig: F. Deuticke, Beiträge zur ger. Med. I., 1911.

68. Haendly: Die Ursachen der Rückenschmerzen der Frauen. Monatsschr. f. Geburtsh. u. Gynäkol. 61 ref. Münch. med. Wochenschr., 15, 1923.
69. Haßlauer: Die Ohrenheilkunde des praktischen Arztes. München: J. F. Lehmann, 1911.
70. Hensen: Beiträge zur Physiologie und Pathologie des Blutdruckes. Dtsch. Arch. f. klin. Med., 67. Bd.
71. Herzog: Kopfschmerzen unter Hervorhebung von vier Quellen falscher Diagnosen. Münch. med. Wochenschr., 2, 1922.
72. Heß: Die reflektorische Ruhigstellung schmerzender Körperteile. Pflügers Arch. f. d. ges. Physiol., 203.
73. Hirschfeld: Sexualpathologie. 2. Aufl., 3 Bd. Bonn: A. Marcus und E. Weber 1922.
74. Hoche: Handbuch der gerichtlichen Psychiatrie. Berlin: A. Hirschwald, 1901.
75. Hoefler: Grundlinien der Psychologie. Wien-Prag-Leipzig: F. Tempsky, 1898.
76. Hoernicke: Über die Lokalisation von Appendixschmerzen bei Situs inversus und verlagerter Appendix. Zentralbl. f. inn. Med., ref. Münch. med. Wochenschr., 1, 1924, 31, 1923.
77. v. Hofmann: Lehrbuch der gerichtlichen Medizin. 10. Aufl. Herausgegeben von Haberda, Berlin-Wien: Urban & Schwarzenberg, 1919.
78. Horn: Wann kann ein Unfallsverletzter Schmerzensgeld verlangen? Ärztl. Sachv. Z., 20, 1921.
79. Horner: Der Blutdruck des Menschen, Wien-Leipzig: M. Perles 1913.
80. Jagić: Über den Herzschmerz. Wien. med. Wochenschr., 46, 1924.
81. Janka: Das österreichische Strafrecht. Wien-Prag-Leipzig: F. Tempsky.
82. Jaschke: Schmerzen in beiden Unterbauchseiten als Quellen von Irrtümern in der gynäkologischen Diagnostik. Dtsch. med. Zeitschr., 25, 1921.
83. Idelsohn: Über schmerzende Füße. Ärztl. Sachv. Z., 21, 1905.
84. Imhofer: Gerichtliche Ohrenheilkunde. Leipzig: C. Kabitzsch, 1920.
85. Joachimovits: Zur Deutung der Kreuzschmerzen in der Gynäkologie. Zentralbl. f. Gynäkol., 39, 1924.
86. Jodl: Lehrbuch der Psychologie. 2 Bd. Herausgegeben von Siegel. 5. und 6. Aufl. Stuttgart-Berlin: J. G. Cottas Nachfolger, 1924.
87. Kahane: Grundzüge der Psychologie für Mediziner. Wiesbaden: J. F. Bergmann, 1914.
88. Karewski: Über den Bauchschmerz und seine differentialdiagnost. Bewertung bei akuten abdominellen Erkrankungen. Klin. Wochenschr., 6, 1922.
89. Kaufmann: Handbuch der Unfallmedizin. 3. Aufl., 2 Bd. Stuttgart: F. Enke, 1915.
90. Kauffmann: Über den Einfluß des Schmerzes und der Digitalis auf die Herzarbeit des normalen Menschen. Zeitschr. f. exp. Pathol. und Ther. 12. Bd.
91. Kelling: Über den vermutlichen Zusammenhang zwischen Cholelithiasis und Migräne. Münch. med. Wochenschr., 19, 1922.
92. Kleemann: Mimik und Pantomimik, Physiognomik und Charakterologie. Groß-Archiv 54.
93. Kleinwächter: In Real-Enzyklopädie der gesamten Heilkunde. Herausgegeben von Eulenburg. 3. Aufl. Berlin-Wien: Urban & Schwarzenberg.
94. Knick: Die Diagnostik der Nasennebenhöhlenerkrankungen. Münch. med. Wochenschr., 23, 1923.

95. Kobert: Lehrbuch der Intoxikationen. 2. Aufl., 2 Bd. Stuttgart: F. Enke, 1902.
96. Kockel: In Schmidtmanns Handbuch der gerichtlichen Medizin. 1. Bd. Berlin: A. Hirschwald, 1905.
97. Kraepelin: Psychiatrie. 8. Aufl. Leipzig: J. A. Barth, 1909—1915.
98. v. Krafft-Ebing. Psychopathia sexualis. 16. und 17. Aufl. Herausgegeben von Moll, Stuttgart: F. Enke, 1924.
99. — Lehrbuch der gerichtlichen Psychopathologie. 2. Aufl. Stuttgart: F. Enke, 1881.
100. Krainz: System des österreichischen allgemeinen Privatrechtes. 4. Aufl., 2 Bd. Wien: Manz, 1907. Herausgegeben von Ehrenzweig.
101. Kratter: Lehrbuch der gerichtlichen Medizin. Stuttgart: F. Enke, 1912.
102. Krehl: Pathologische Physiologie. 7. Aufl. Leipzig: F. C. W. Vogel, 1912.
103. Kretschmer: Medizinische Psychologie. Leipzig: G. Thieme, 1922.
104. Kruckenberg: Der Gesichtsausdruck des Menschen. Stuttgart: F. Enke, 1913.
105. Kühne: In Thiems Handbuch der Unfallkrankheiten.
106. Küster: In Real-Enzyklopädie der gesamten Heilkunde. Herausgegeben von Eulenburg. 3. Aufl. Berlin-Wien: Urban & Schwarzenberg.
107. Kulenkampff: Über die Trigeminusneuralgie. Zentralbl. f. inn. Med., 33, 1924, ref. Münch. med. Wochenschr., 40, 1924.
108. Lammasch: Grundriß des Strafrechtes. Leipzig: Duncker & Humblot, 1911.
109. Landois: Lehrbuch der Physiologie des Menschen. 18. Aufl. Berlin-Wien: Urban & Schwarzenberg, 1922.
110. Lange: Die Untersuchung und Behandlung der häufigsten Fußschmerzen. Münch. med. Wochenschr., 23, 1921.
111. Laquer: Über Hirnerscheinungen bei heftigen Schmerzanfällen. Arch. f. Psychiatrie u. Nervenkrankh. 26. Bd.
112. Lavater: Physiognomik. Wien: Sollinger, 1829.
113. Lebermann: Die Prüfung der Tiefenempfindlichkeit im Gebiete des 1. Trigeminusastes bei vom Auge ausstrahlenden Schmerzen. Arch. f. Augenheilk., 34, 93.
114. — Ergebnisse der Schmerzsinnesprüfung an funktionell Nervenleidenden mit quantitativ abgestuften chemischen Reizen. Münch. med. Wochenschr., 36, 69.
115. — Ergebnisse der Schmerzsinnesprüfung an organisch Nervenleidenden mit quantitativ abgestuften chemischen Reizen. Dtsch. Zeitschr. f. Nervenheilk., 4, 75, ref. Klin. Wochenschr., 18, II.
116. Ledderhose: Gutachtliche Tätigkeit bei Unfallsverletzungen. Münch. med. Wochenschr., 34, 1924.
117. Lenzmann: Die Pathologie und Therapie der plötzlich das Leben gefährdenden Krankheitszustände. Jena: G. Fischer, 1913.
118. Leppmann: In Becker: Die Simulation von Krankheiten und ihre Beurteilung. Leipzig: G. Thieme, 1908.
119. Lewandowsky: Praktische Neurologie für Ärzte. 2. Aufl., Berlin: Julius Springer, 1917.
120. Lexer: Lehrbuch der allgemeinen Chirurgie. 12. und 13. Aufl. Stuttgart: F. Enke, 1921.
121. Lipps: Grundriß der Psychophysik. Sammlung Göschen. 98, 1914.

122. v. Liszt: Lehrbuch des deutschen Strafrechtes. 21. und 22. Aufl. Berlin-Leipzig: Walter de Grugler & Co., 1919.
123. Lobedank: Kurze praktische Anleitung zur Erkennung aller Formen des Kopfschmerzes. Würzburg: C. Kabitzsch, 1914.
124. Lochte: Über Selbstverletzungen. Vierteljahrsschr. f. gerichtl. Med. 1913.
125. Loewen: Über segmentäre Schmerzaufhebung der paravertebralen Novocaininjektionen. Münch. med. Wochenschr., 40, 1922.
126. — Weitere Erfahrungen über paravertebrale Schmerzaufhebung zur Differentialdiagnose der Erkrankungen der Gallenblase, des Magens, der Niere und des Wurmfortsatzes. Zeitschr. f. Chir., 12, 1923.
127. Lombroso: Neue Verbrecherstudien. Halle: C. Marhold, 1907.
128. Lomer: Zur Beurteilung des Schmerzes in der Gynäkologie. Wiesbaden: J. F. Bergmann, 1899.
129. Lohsing: Österreichisches Strafprozeßrecht. 2. Aufl. Graz-Wien: U. Moser, 1920.
130. Lundwall und Mahnert: Zur Frage und Behandlung der Kopfschmerzen nach Lumbalanästhesie. Klin. Wochenschr., 19, 1923.
131. Mach: Analyse der Empfindungen. 4. Aufl., Jena: G. Fischer, 1903.
132. Marburg: Der Kopfschmerz und seine Behandlung. Wien. med. Wochenschr., 41, 44, 46, 48, 1924.
133. Marle: Einführung in die klinische Medizin. Berlin-Wien: Urban & Schwarzenberg, 1924.
134. Martius: Zur Frage der Rückenschmerzen. Zentralbl. f. Gynäkol., 29, 1924.
135. Marx: Über die Schmerzempfindlichkeit der Mundhöhle. Münch. med. Wochenschr., 42, 1921.
136. Maschka: Handbuch der gerichtlichen Medizin. 4 Bd. Tübingen: H. Laupp, 1881.
137. Mathes: Die Konstitutionstypen des Weibes, Biologie und Pathologie des Weibes. Herausgegeben von Halban und Seitz III. Wien-Berlin: Urban & Schwarzenberg, 1924.
138. Matthes: Lehrbuch der Differentialdiagnose innerer Krankheiten. Berlin: Julius Springer, 1919.
139. Matzdorf: Über Schmerzen und Gehstörungen bei Spina bifida occulta. Dtsch. Zeitschr. f. Nervenheilk., 5, 76.
140. Mauczka: Der Rechtsgrund des Schadenersatzes. Leipzig-Wien: F. Deuticke, 1904.
141. Mendel: In Real-Enzyklopädie der gesamten Heilkunde. Herausgegeben von Eulenburg. 3. Aufl. Berlin-Wien: Urban & Schwarzenberg.
142. Metnitz: In Real-Enzyklopädie der gesamten Heilkunde. Herausgegeben von Eulenburg. 3. Aufl. Berlin-Wien: Urban & Sckwarzenberg.
143. Meyer: Der Schmerz. Wiesbaden: J. F. Bergmann, 1906.
144. Möbius: Die Migräne in Spezielle Pathologie und Therapie. Herausgegeben von Nothnagel, 2, XII. Wien: Hölder, 1899.
145. Morawitz: Klinische Diagnostik innerer Krankheiten. 2. Aufl. Leipzig: F. C. W. Vogel, 1923.
146. Müller: Über myogene Schmerzen und Versteifungen der Schulter. Münch. med. Wochenschr., 28, 1924.
147. Naecke: Selbstverstümmlungen von Deliranten. Groß-Archiv 53.
148. — Selbstbeschädigungen Geisteskranker. Groß-Archiv 47.
149. Neumann-Ettenreich: In der allgemeinen österreichischen Gerichtszeitung. 52, 1901.

150. Novak: Über das Wesen des Kreuzschmerzes. Zentralbl. f. Gynäkol., 3, 1920.
151. Nyström-Gunnar: Über den Schmerz durch indirekten Druck als Fraktursymptom. Dtsch. Zeitschr. f. Chir., 3, 4, 142 ref. Ärztl. Sachv. Z., 1908.
152. Oehlecker: Zur Diagnose des perforierten Duodenal- und Magenulcus. Arch. f. klin. Chir., ref. Münch. med. Wochenschr., 11, 1924.
153. Olshausen: Kommentar zum St. G. B, für das Deutsche Reich. 2. Bd. 9. Aufl. Berlin: F. Vahlen, 1912. Herausgegeben von Zweigert.
154. Oppenheim: Lehrbuch der Nervenkrankheiten. 3. Aufl. Berlin: S. Karger, 1902.
155. Ortner: Aortalgie und Angina pectoris. Wien. med. Wochenschr., 46, 1924.
156. — Klinische Symptomatologie innerer Krankheiten, I. Bauchschmerzen. 3. Aufl. Berlin-Wien: Urban & Schwarzenberg, 1923.
157. Pal: Klinisches und Therapeutisches über Angina pectoris. Wien. Arch. f. inn. Med., 1, 6.
158. Peiper: Über Bauchschmerzen beim Kinde. Münch. med. Wochenschr., 3, 1921.
159. Piderit: Mimik und Physiognomik. 2. Aufl. Detmold: Meyer, 1886.
160. Platte: Über ausstrahlende Schulterschmerzen. Münch. med. Wochenschr., 11, 1920.
161. Plenarentscheidungen des Obersten Gerichtshofes. Wien: Manz.
162. Pohl: Organische Gifte I. in Spezielle Pathologie und Therapie innerer Krankheiten. Herausgegeben von Kraus und Brugsch. Berlin-Wien: Urban & Schwarzenberg.
163. Politzer: Lehrbuch der Ohrenheilkunde. Stuttgart: F. Enke, 1908.
164. Porges: Über die Bedeutung der Schmerzphänomene für die Diagnose und Therapie des Ulcus ventriculi. Med. Klinik, 13, 19.
165. Randa: Die Schadenersatzpflicht nach dem österreichischen Rechte. Wien: Manz, 1913.
166. Rasdolsky: Beiträge zur Frage der Innervation der Bauchorgane. Münch. med. Wochenschr., 42, 1924.
167. Reichardt: Die seelisch-nervösen Störungen nach Unfällen. Dtsch. med. Wochenschr., 4, 1920.
168. — Einführung in die Unfalls- und Invaliditätsbegutachtung. 2. Aufl., Jena: G. Fischer, 1921.
169. Reichsgerichtliche Entscheidungen in Strafsachen. Berlin: Veit.
170. Reichsgerichtliche Entscheidungen in Zivilsachen. Berlin: Veit.
171. Rehder: Überschichtungskopfschmerz. Med. Klinik, 13, 1922.
172. Rennen: Pleuritis und Magenschmerzen. Arch. f. Verdauungskrankh., 56, 28, ref. Münch. med. Wochenschr., 8, 1922.
173. Rheindorf: Zur Appendixfrage. Mitt. a. d. Grenzgeb. d. Med. u. Chir., 4, 34.
174. Rosenfeld: Klinische Untersuchungen über den Ohrdruckschmerz. Klin. Wochenschr., 46, 1923.
175. Rosenow: Rheumatische Sehnenscheidenentzündung. Klin. Wochenschr., 14, 4.
176. Rost: Organische Gifte II. in Spezielle Pathologie und Therapie innerer Krankheiten. Herausgegeben von Kraus und Brugsch. Berlin-Wien: Urban & Sckwarženberg.
177. Sahli: Lehrbuch der klinischen Untersuchungsmethoden. 5. Aufl. Leipzig-Wien: F. Deuticke, 1909.

178. Sauer: Über Schmerzen bei Encephalitis epidemica. Zeitschr. f. d. ges. Neurol. u. Psychiatrie, 4, 5, 79.
179. Schaffer: Lehrbuch der Histologie und Histogenese. Leipzig: W. Engelmann, 1922.
180. Schenk-Gürber: Leitfaden der Physiologie des Menschen. 19. bis 21. Aufl. Stuttgart: F. Enke, 1921.
181. Schick: Beitrag zur klinischen Bedeutung der Schmerzen bei Lungentuberkulose. Wien. klin. Wochenschr., 18, 1924.
182. Schlander: Über die Bedeutung der Trigeminusneuralgie bei Mittelohreiterung. Monatsschr. f. Ohrenheilk. u. Laryngo-Rhinol., 1, 57.
183. Schloeßmann: Der Nervenschußschmerz. Zeitschr. f. d. ges. Neurol. u. Psychiatrie, 35. Bd.
184. Schmidt: Zur Kenntnis der Aortalgie und über das Symptom des anginösen linksseitigen Plexus-Druckschmerzes. Med. Klinik, 12, 1922.
185. — Ein neues Symptom in Fällen von Angina pectoris. Münch. med. Wochenschr., 45, 1921.
186. — Schmerzphänomene bei inneren Krankheiten. Wien-Leipzig: W. Braumüller, 1910.
187. — In Thiem. Handbuch der Unfallskrankheiten.
188. Schmidtmann: Handbuch der gerichtlichen Medizin. 3 Bd. Berlin: A. Hirschwald, 1905.
189. Schütz: Über den Magenschmerz. Wien. klin. Wochenschr., 36, 37, 1922.
190. Schur: Bemerkungen zur Genese der Hungerschmerzen und ihre Bedeutung. Wien. klin. Wochenschr., 32, 40, 1922.
191. Schuster Julius: Schmerz und Geschlechtstrieb. Leipzig: C. Kabitzsch, 1923.
192. Schuster Paul: Ischias, ihre Diagnose und Behandlung. Klin. Wochenschr., 7, 1925.
193. Siegel: Schädeltrepanation wegen Kopfschmerzen. Ärztl. Sachv. Z., 13, 1903.
194. Spengler: Zur Klinik und Therapie des Mesaortitis luetica. Med. Klinik, 33, 20.
195. Spinner: Ärztliches Recht. Berlin: Julius Springer, 1914.
196. Starkenstein: Die anorganischen Gifte in Spezielle Pathologie und herapie innerer Krankheiten. Herausgegeben von Kraus und Brugsch. Berlin-Wien: Urban & Schwarzenberg.
197. Stekel: Sadismus und Masochismus. Berlin-Wien: Urban & Schwarzenberg, 1925.
198. Stohr: Über den Schulterschmerz bei Durchbruch von Geschwüren des Magens und Zwölffingerdarms. Wien. klin. Wochenschr., 11, 1925.
199. Stooß: Lehrbuch des österreichischen Strafrechtes. Wien-Leipzig: F. Deuticke, 1912.
200. Stratz: Mittelschmerz und ovarielle Dysmenorrhoe. Zentralbl. f. Gynäkol., 6, 1924.
201. Strümpell: Über die Schmerzempfindung. Pflügers Arch. f. d. ges. Physiol., 201. Bd.
202. Stubenrauch: Kommentar zum A. b. G. B. 8. Aufl. Wien: Manz, 1903.
203. Stumpf: Gerichtliche Geburtshilfe. Wiesbaden: J. F. Bergmann, 1907.
204. Tenscher: Differentialdiagnose der Plattfußbeschwerden. Münch. med. Wochenschr., 40, 1923.
205. Thiem: Handbuch der Unfallskrankheiten. 3 Bd. Stuttgart: F. Enke, 1909.

206. Tigerstedt: Lehrbuch d. Physiologie d. Menschen. 7. Aufl. Leipzig: S. Hirzel, 1913.
207. Trömner: Meine neurologischen Untersuchungsinstrumente. Klin. Wochenschr., 33, 1924.
208. Utitz: Psychologie der Simulation. Stuttgart: F. Enke, 1918.
209. Wagner-Jauregg: Über lanzinierende Schmerzen. Klin. Wochenschr., 13, 8, 1923.
210. — Über die lanzinierenden Schmerzen der Tabiker. Wien. klin. Wochenschr., 40, 1924.
211. Waibel: Leitfaden für Unfallgutachten. Wiesbaden: J. F. Bergmann, 1902.
212. Weber: Der Einfluß psychischer Vorgänge auf den Körper. Berlin: Julius Springer, 1910.
213. Weichbrodt: Die endogenen Psychosen und ihre Therapie. Dtsch. med. Wochenschr., 5, 1925.
214. v. Weizsäcker: Über die Sensibilität, insbesondere den Drucksinn vom physiologischen Gesichtspunkte aus. Klin. Wochenschr., 46, 1923.
215. Wenckebach: Klinik der Angina pectoris und therapeutische Fragestellungen. Klin. Wochenschr., 14, 1924.
216. Windscheid: Die Diagnose u. Therapie der Kopfschmerzen. Halle: C. Marhold, 1897.
217. Witasek: Grundlinien der Psychologie. Leipzig: F. Meiner, 1908.
218. Wulffen: Der Sexualverbrecher. Berlin: G. Langenscheidt.
219. — Das Weib als Sexualverbrecherin. Berlin: G. Langenscheidt, 1923.
220. Wundt: Grundzüge der physiologischen Psychologie. 3 Bd., 6. Aufl. Leipzig: W. Engelmann, 1908 bis 1911.
221. Wundt: Vorlesungen über die Menschen- und Tierseele. 2. Aufl. Hamburg-Leipzig: L. Voss, 1892.
222. — Grundriß der Psychologie. 12. Aufl. Leipzig: A. Kröner, 1914.
223. Zak: Über ischämische Schmerzen bei Gefäßkranken. Wien. med. Wochenschr., 7, 1924.
224. Zangger: Vergiftungen. 15. Heft der diagnostisch-therapeutischen Irrtümer und deren Verhütung. Herausgegeben von Schwalbe. Leipzig: G. Thieme.
225. Ziehen: Leitfaden der physiologischen Psychologie. Jena: G. Fischer.

Erklärung der Fachausdrücke für den Nichtmediziner[1])

Accommodation: Einstellung des Auges zum Sehen in der Nähe.
Achylia gastrica: Versiegen des Magensaftes.
Acromion: Teil des Schulterblattes.
adenoid: drüsenartig.
Adnexe: Mit dem Uterus zusammenhängende Gebilde.
Alveole: Zahnfach.
Amnesie: Erinnerungslosigkeit.
Anästhesie: Empfindungslosigkeit.
Analgesie: Aufhebung der Schmerzempfindung.
Aneurysma: Erweiterung eines arteriellen Gefäßes.
Angina pectoris: Brustbräune.
Aortitis: Entzündungsprozeß der Aorta.
Anurie: aufgehobene Harnabsonderung.
Apicitis: Lungenspitzenkatarrh.
Apoplexie: Schlagfluß.
Appendix: Wurmfortsatz.
Appendicitis: Blinddarmentzündung.
Arthritis: Gelenksentzündung.
Arthritis urica: Gicht.
Asthenopie: Sehschwäche mit rascher Ermüdung.
Augenblenorrhoe: Augentripper.
Aura: Einleitung des epileptischen Anfalles.
Botulismus: Wurstvergiftung.
Calcaneus: Fersenbein.
Callus: Knochenneubildung an der Bruchstelle des Knochens.
Canthariden: Spanische Fliegen.
Carotis: Halsschlagader.
Cavernitis: Entzündung der Schwellkörper.
Cervix uteri: Gebärmutterhals.
Chlorose: Bleichsucht.
Cholecystitis: Gallenblasenentzündung.
Clavicula: Schlüsselbein.
Clitoris: Kitzler.
Coccygodynie: Steißbeinschmerz.
Commotio cerebri: Gehirnerschütterung.
Commotio spinalis: Rückenmarkserschütterung.
Conjunctiva: Bindehaut des Auges.
Cornea: Hornhaut des Auges.
Corpora cavernosa: Schwellkörper des männlichen Gliedes.
Coxitis: Hüftgelenksentzündung.
Curettement: Auskratzen des Uterus.
Cutis: Haut.
Cystitis: Harnblasenentzündung.
Decubitus: Druckbrand, Aufliegen.
défense musculaire: reflektorische Spannung der Bauchdecken.
Diaphragma: Zwerchfell.
Distorsion: Verstauchung.
Douglas: Bauchfelleinsenkung zwischen Mastdarm und Uterus.

[1]) Nach Roths Klinischer Terminologie. 8. Aufl. Herausgegeben von Oberndörfer. Leipzig 1914.

Duodenum: Zwölffingerdarm.
Dura mater: harte Hirnhaut.
Dyskrasie: Erkrankung, bei welcher der Gesamtorganismus in Mitleidenschaft gezogen ist.
Dysmenorrhoe: Beschwerden bei der Menstruation.
Dyspnoe: Schweratmigkeit.
Embolie: Verstopfung von Endarterien.
Emphysem der Lunge: Lungenblähung.
Empyem: eitriger Erguß in eine Körperhöhle.
Encephalitis: Hirnentzündung.
Endocarditis: Entzündung der Innenhaut des Herzens.
Endometritis: Entzündung der Gebärmutterschleimhaut.
Enteralgie: Leibschmerz.
Enteritis: Darmkatarrh.
Enteroptose: Senkung der Baucheingeweide infolge Erschlaffung.
Epidermis: Oberhaut.
Epigastrium: Raum zwischen Schwertfortsatz des Brustbeines und Nabel.
Epithel: freie Oberflächen bekleidendes Gewebe.
Erosion: Epithelverlust auf Schleimhäuten.
Erythem: Hautrötung.
Excoriation: Abschürfung der Epidermis.
Exostose: Knochenauswuchs.
Extrauteringravidität: Schwangerschaft mit Lage des befruchteten Eies außerhalb der Gebärmutter.
Fissur: Spalte, Knochensprung, Schleimhautriß.
Flexura sigmoidea: Teil des Dickdarmes.
foramen ischiadicum: Hüftloch.
foramen supraorbitale: Einschnittt am oberen Rand der knöchernen Augenhöhle.
Forme fruste: nicht voll entwickelte Krankheitsform.
Ganglion: Nervenanschwellung.
Gastralgie: Magenschmerz.
Gastritis: Magenkatarrh.
Gibbus: Buckel infolge Wirbelsäulenverkrümmung.
Gingivitis: Zahnfleischentzündung.
Glans penis: Eichel.
Glaukom: grüner Star.
Gliose: Höhlenbildung in der grauen Rückenmarksubstanz.
Globus: Kugelgefühl im Hals bei Hysterie.
Gonitis: Kniegelenksentzündung.
Gumma: Gummigeschwulst bei Syphilis.
Hämatom: Blutgeschwulst.
Hämatomyelie: Blutung in die Rückenmarksubstanz.
Hämaturie: Bluthamen.
Hämophilie: Bluterkrankheit.
Hemianalgesie: halbseitige Schmerzunempfindlichkeit.
Hepatitis: Entzündung der Leber.
Hernie: Eingeweidebruch.
Herpes: Bläschenausschlag.
Herpes Zoster: Gürtelrose.
Highmorshöhle: Oberkieferhöhle.
Hydrocephalus: Wasserkopf.

Hydronephrose: Erweiterung des Nierenbeckens mit Schwund der Nierensubstanz.
Hydrops: Wassersucht, Flüssigkeitsansammlung in Körperhöhlen.
Hymen: Jungfernhäutchen.
Hypalgesie: herabgesetzte Schmerzempfindung.
Hyperacidität: Säurevermehrung im Magensaft.
Hyperämie: pathologische Zunahme des Blutgehaltes.
Hyperästhesie: Steigerung der Empfindung.
Hyperakusis: abnorme Feinhörigkeit.
Hyperalgesie: gesteigerte Schmerzempfindlichkeit.
Hyperchlorhydrie: Hyperacidität.
Hypermetropie: Übersichtigkeit.
Hypertonie: Blutdrucksteigerung.
Hypochondrium: Raum unter dem Rippenbogen.
Hypogastrium: Unterbauchgegend.
Ileocöcalgegend: Blinddarmgegend.
Ileus: Darmverschließung.
Infraktion: Einknickung des Knochens.
Insertion: Ansatzstelle.
Interkostalneuralgie: Zwischenrippenneuralgie.
Iridocyclitis: Entzündung der Regenbogenhaut und des Ciliarkörpers.
Iritis: Regenbogenhautentzündung.
Ischämie: lokale Blutarmut infolge gehemmter arterieller Blutzufuhr.
Ischiadicus: Hüftnerv.
Kachexie: schlechter Ernährungszustand infolge Krankheit.
Karbunkel: konfluierende Furunkel.
Karies: Knochenfraß.
Kaverne: Hohlraum bei Lungentuberkulose.
Kolon: Dickdarm.
Koma: Zustand von Bewußtlosigkeit.
Kontraktur: dauernde Zusammenziehung von Muskeln oder Bändern.
Koronarsklerose: Arteriosklerose der Kranzarterien des Herzens.
Kyphose: Verkrümmung der Wirbelsäule nach hinten.
Laparotomie: Bauchschnitt.
Laryngitis: Kehlkopfkatarrh.
Leukämie: Erkrankung durch Vermehrung der weißen Blutkörperchen.
Lumbago: Hexenschuß.
Lumbalanästhesie: Unempfindlichmachen durch Einspritzung in die Rückenmarkshäute.
Luxation: Verrenkung.
Lymphangoitis: Lymphgefäßentzündung.
Lyssa: Wutkrankheit.
Mamma: Brustdrüse.
Mastoiditis: Entzündung des Warzenfortsatzes.
Mediastinum: Mittelfell.
Medulla oblongata: verlängertes Mark.
Meningitis: Hirnhautentzündung.
Menopause: Aufhören der Menstruation.
Mesenterium: Gekröse.
Metastase: Ablagerung von Eiter oder Geschwulstpartikeln.
Metatarsalgie: Mittelfußschmerzen.
Meteorismus: Luftauftreibung des Darmes.

Metritis: Entzündung der Gebärmutter.
Molaren: Mahlzähne.
Myalgie: Muskelschmerz.
Myorcarditis: Entzündung des Herzfleisches.
Myom: Muskelgeschwulst.
Nephritis: Nierenentzündung.
Nephrolithiasis: Nierensteine.
Neuralgie: Nervenschmerz bei Erkrankung sensibler Nerven.
Neuritis: Nervenentzündung.
Neurom: Nervengeschwulst.
Neuropathie: nervöse Veranlagung.
Neurose: funktionelle Nervenerkrankung im Gegensatz zur organischen.
Obstipation: Verstopfung.
Occipitalis n.: Hinterhauptsnerv.
Ösophagus: Speiseröhre.
Oophoritis: Entzündung des Eierstockes.
Osteomalacie: Knochenerweichung.
Osteomyelitis: Knochenmarkentzündung.
Ostitis: Knochenentzündung.
Otosklerose: chronische Entzündung der Paukenhöhle.
Ovarie: Schmerz in der Gegend des Eierstockes.
Oxyuren: Eingeweidewürmer.
Pachymeningitis: Entzündung der harten Hirnhaut.
Pancreatitis: Entzündung der Bauchspeicheldrüse.
Parästhesie: subjektive Empfindungsstörung.
Paralysis agitans: Schüttellähmung.
Parametritis: Entzündung des Beckenzellgewebes in der Umgebung des Uterus.
Paraphasie: Sprachstörung mit Wortverwechslung.
Parese: unvollständige Lähmung.
parietal: wandständig.
Pericarditis: Herzbeutelentzündung.
Perimetritis: umschriebene Bauchfellentzündung in der Umgebung des Uterus.
Periost: Beinhaut.
Peristaltik: Darmbewegungen.
Peritonitis: Bauchfellentzündung.
Pharynx: Rachen.
Phimose: Verengerung der Vorhaut.
Phlebitis: Venenentzündung.
Phlegmone: Zellgewebsentzündung.
Phtisis: Schwindsucht.
Placenta: Mutterkuchen.
Planta: Fußsohle.
Pleuritis: Rippenfellentzündung.
Plexus: Nervengeflecht.
Pneumonie: Lungenentzündung.
Polyneuritis: multiple Nervenentzündung.
Pons varoli: Teil des Hirnstammes.
Präcordialangst = Angina pectoris
Presbyopie: Alterssichtigkeit.
Prostata: Vorsteherdrüse.
Prostration: Erschöpfung.
Psychopathie: konstitutionelle psychische Abnormität.

Pulpitis: Entzündung des weichen Gewebes im Zahn.
purulent: eitrig.
Pyelitis: Nierenbeckenentzündung.
Pylorus: Pförtner, Übergang des Magens in den Darm.
Pyonephrose: Vereiterung der Niere.
Pyosalpinx: Eiteransammlung im Eileiter.
Radialis n.: Speichennerv.
Rectum: Mastdarm.
Refractionsanomalie: Anomalie der brechenden Medien des Auges.
Resection: Operation, Ausschneidung.
Retroflexio uteri: Knickung der Gebärmutter nach rückwärts.
Roseola: fleckenförmiger Ausschlag, besonders bei Lues.
Salpingitis: Entzündung des Eileiters.
Sarkom: bösartige Neubildung.
Scapula: Schulterblatt.
Schizophrenie: Jugendirresein.
Sepsis: Septikämie: Blutvergiftung.
Septum nasi: Nasenscheidewand.
Sequester: abgestorbenes Stück, z. B. eines Knochens.
Serosa: seröse Körperhöhlenauskleidung.
Sinapismen: Anwendung von Senfteig oder Senfpflaster.
Singultus: Schluchzen.
Situs viscerum inversus: Umkehrung der Lage der Eingeweide.
Skotom: dunkle Flecken im Gesichtsfelde.
Spasmus: Krampf.
Spina bifida: Wirbelsäulenspalte.
Splenitis: Entzündung der Milz.
Spondylarthritis: Wirbelgelenksentzündung.
Spondylitis: Wirbelentzündung.
Stauungspapille: Vorwölbung des Sehnervenkopfes.
Stenokardie: Brustkrampf.
Stenose: Verengerung.
Sternocleidomastoideus m.: Kopfnicker.
Sternum: Brustbein.
Stomatitis: Entzündung der Mundschleimhaut.
Stridor: Zischen des Atmungsgeräusches.
Striktur: höherer Grad von Verengerung.
Struma: Kropf.
Stupor: Zustand von Reaktionslosigkeit.
Suffokation: Erstickung.
Suffusion: diffuse Blutunterlaufung.
Sympathicus: besonderer Teil des Nervensystems.
Symphyse: Schambeinfuge.
Synostose: Knochenverwachsung.
Tabes dorsalis: Rückenmarksdarre.
Tarsalgie: Fußwurzelschmerz.
Tendovaginitis: Sehnenscheidenentzündung.
Tenesmus: Schmerzhafter Schließmuskelkrampf.
Tetanie: Krankheit mit schmerzhaften Muskelkrämpfen.
Tetanus: Starrkrampf.
Thalamus opticus: Sehhügel im Zwischenhirn.
Tic: Muskelzuckungen.

Tonsille: Gaumenmandel.
Tophus: knotige Auftreibung bei Gicht und Lues.
Torticollis: Schiefhals.
Trachom: ägyptische Augenkrankheit.
Transvestitismus: erotischer Verkleidungstrieb.
Trepanation: Eröffnung der Schädelhöhle.
Trigeminus n.: fünfter Hirnnerv.
Tumor: Geschwulst.
Ulcus: Geschwür.
Ulcus ventriculi: Magengeschwür.
Ulnaris n.: Ellennerv.
Urämie: Harnvergiftung.
urathische Diathese: gichtische Anlage.
Ureter: Harnleiter.
Urethra: Harnröhre.
Uterus: Gebärmutter.
Uvula: Gaumenzäpfchen.
Vagina: Scheide.
Vaginismus: Scheidenkrampf.
Varicen: Krampfadern.
Varicocele: Samenaderbruch.
Vasomotorische Nerven: Nerven, welche die Gefäßmuskeln innervieren.
Vegetatives Nervensystem: sympathisches und autonomes Nervensystem.
Vesica urinaria: Harnblase.
Vestibularis: Teil des Hörnerven, der dem Gleichgewichtssinn dient.
Viscerales Blatt: inneres, dem Organ anliegendes Blatt der Serosa.
vomitus matutinus: morgendliches Erbrechen chronischer Alkoholiker.
Zyklothymie: Neigung zu Stimmungsschwankungen.
Zyste: Hohlgeschwulst mit flüssigem Inhalt.

Das Schmerzproblem. Von Dr. **A. Goldscheider,** Geheimer Medizinalrat, o. Professor und Direktor der III. Medizinischen Klinik der Universität Berlin. (95 S.) 1920. 2.— Reichsmark

---

Der gerichtlichmedizinische Nachweis der wichtigsten Gifte. Von Prof. Dr. **Hermann Hildebrandt,** (79 S.) 1912. 2.— Reichsmark

---

Die Gifte in der Weltgeschichte. Toxikologische, allgemeinverständliche Untersuchungen der historischen Quellen. Von Prof. Dr. **L. Lewin,** (608 S.) 1920. 21.— Reichsmark

---

Die Kohlenoxydvergiftung. Ein Handbuch für Mediziner, Techniker und Unfallrichter. Von Prof. Dr. **L. Lewin.** Mit einer Spektrentafel. (378 S.) 1920. 17.50 Reichsmark

---

Die forensische Blutuntersuchung. Ein Leitfaden für Studierende, beamtete und sachverständige Ärzte und Kriminalisten. Von Dr. **Otto Leers,** Gerichtsarzt in Essen a. d. Ruhr. Mit 30 Textfiguren und 3 Tafeln. (225 S.) 1910. 6.— Reichsmark

---

Praktikum der gerichtlichen Medizin. Die Elemente der gerichtsärztlichen Diagnostik und Technik nebst einer Anlage: Gesetzesbestimmungen und Vorschriften für Mediziner, Juristen und praktische Kriminalisten. Von Gerichtsarzt Dr. **Hugo Marx.** Zweite, verbesserte und erweiterte Auflage. Mit 25 Textfiguren. (301 S.) 1919. 7.50 Reichsmark

---

Die Psychologie des Verbrechens. Eine Kritik. Von Dr. med. et phil. **Max Kauffmann,** Privatdozent an der Universität Halle a. S. Mit zahlreichen Porträts. (351 S.) 1912. 10.— Reichsmark

---

Kriminal-Psychopathologie. Systematische Darstellung. Von Dr. **Karl Birnbaum,** Privatdozent der Psychiatrie an der Universität Berlin. (222 S.) 1921. 5.25 Reichsmark

---

Psychopathologische Dokumente. Selbstbekenntnisse und Fremdenzeugnisse aus dem seelischen Grenzlande. Von Dr. **Karl Birnbaum,** Privatdozent der Psychiatrie an der Universität Berlin. (336 S.) 1920. 8.— Reichsmark; geb. 11.— Reichsmark

---

Taschenbuch zur Untersuchung von Nervenverletzungen, Nerven- und Geisteskrankheiten. Eine Anleitung für Ärzte, insbesondere bei gerichtlichen, militärischen und Unfallsbegutachtungen. Von Dr. W. **Cimbal,** Nervenarzt und Oberarzt der Städt. Heil- und Pflegeanstalten zu Altona. Dritte Auflage. Mit 15 Textabbildungen. (267 S.) 1918. Geb. 5.25 Reichsmark

---

Gerichtsärztliche Untersuchungen. Ein Leitfaden für Mediziner und Juristen. Von Dr. **Otto Leers,** Gerichtsarzt in Essen a. d. Ruhr. (177 S.) 1913. Geb. 5.— Reichsmark

---

Gerichtsärztliche und polizeiärztliche Technik. Ein Handbuch für Studierende, Ärzte, Medizinalbeamte und Juristen. Von Dr. **Th. Lochte,** Professor für gerichtliche und soziale Medizin in Göttingen. Bearbeitet von Drs. Geh. Med.-Rat Prof. **Beumer,** Prosektor **A. Bohne,** Geh. Med.-Rat Prof. **K. Bürkner** u. a. Mit 193 Abbildungen im Text und einer farbigen Spektraltafel. (810 S.) 1914. 27.— Reichsmark

---

Kurzgefaßtes Lehrbuch der gerichtlichen Psychiatrie. Für Ärzte und Juristen. Von Dr. **Raecke,** Prof. an der Universität Frankfurt a. M. (281 S.) 1919. 10.— Reichsmark

---

Psychiatrie und Strafrechtsreform. Von Professor Dr. **Ernst Schultze,** Geheimer Medizinalrat, Direktor der Universitäts-Nervenklinik Göttingen. (Sonderabdruck aus dem „Arch. f. Psychiatrie", Bd. 66.) (113 S.) 1922. 1.20 Reichsmark

---

Der chemische Giftnachweis. Von Professor Dr. **C. Ipsen,** Innsbruck. (Aus: „Lochte, Gerichtsärztliche und polizeiärztliche Technik".) Mit 22 Abbildungen. (79 S.) 1914. 3.60 Reichsmark

---

Lehrbuch der Unfallheilkunde für Ärzte und Studierende. Von Dr. **Adolf Silberstein,** dirig. Arzt des Unfallkrankenhauses Hasenheide in Berlin. (572 S.) 1911. 13.— Reichsmark

---

Trauma und Psychose mit besonderer Berücksichtigung der Unfallbegutachtung. Von Professor Dr. **Hans Berger,** Oberarzt der Psychiatrischen Universitätsklinik zu Jena. (244 S.) 1915. 6.30 Reichsmark; geb. 7.— Reichsmark

Zeitschrift für öffentliches Recht

Herausgegeben in Verbindung mit

Gerhard Anschütz-Heidelberg, **Max Hussarek**-Wien, **Max Layer**-Graz, **Adolf Menzel**-Wien, **Karl Rothenbücher**-München, **Richard Thoma**-Heidelberg

Von **Hans Kelsen**-Wien

Schriftleiter: **Alfred Verdroß**-Wien

Die „Zeitschrift für öffentliches Recht" enthält außer Abhandlungen und ständigen Arbeiten aus dem Gebiet der Staatenpraxis auch regelmäßige Literaturberichte über Bücher und Zeitschriften. Neben der Pflege und der Theorie des öffentlichen Rechts ist die Darstellung positivrechtlicher Probleme aus dem Bereiche des Verfassungs-, Verwaltungs-, Völker- und Staatskirchenrechts die Hauptaufgabe der Zeitschrift. Sie vertritt keine besondere Richtung oder Schule, es kommen hier vielmehr alle wissenschaftlich fundierten Lehrmeinungen gleichmäßig zu Wort.

Die „Zeitschrift für öffentliches Recht" erscheint vierteljährlich in einzeln berechneten Heften von etwa 10 Druckbogen. 4 Hefte bilden einen Band

Bisher erschienen von Band V:

Heft 1 (1. Oktober 1925) 144 Seiten, 7.50 Reichsmark
Heft 2 (1. Januar 1926) 145—336 Seiten, 12.— Reichsmark

Inhalt von Band V, Heft 1:

Abhandlungen: **Zum Problem „Recht und Macht."** Von Professor Dr. Adolf Menzel, Wien. — **Die Gestaltung des Reichsverwaltungsgerichtes.** Von Professor Dr. Richard Thoma, Heidelberg. — **Politik als Kunst und Wissenschaft.** Von Professor Dr. Friedrich Weyr, Brünn. — **Das Problem des politischen Mordes in Schillers Wilhelm Tell, eine Umdeutung.** Von Professor Dr. Ludwig Waldecker, Königsberg. — **Staatsform als Rechtsform.** Von Professor Dr. Hans Kelsen, Wien. — **Beiträge zur Entstehungsgeschichte des Breve Georgs XVI. vom 30. April 1841 und der von Kardinal Lambruschini erlassenen Instruktionen vom 30. April 1841 und 22. Mai 1841 über die gemischten Ehen.** Von Dr. jur. u. rer. pol. Otto Weinberger, Wien. — Aus der Staatenpraxis: **Der spanische Staatsrat.** Von Professor Dr. Walter Anderssen, Madrid. — **Die neue rumänische Verfassung vom 28. März 1923.** Von Dr. D. M. Kauschansky, Charlottenburg. — Literatur.

Inhalt von Band V, Heft 2.

Abhandlungen: **Studien zur Weimarer Reichsverfassung.** Von Prof. Dr. Anschütz, Heidelberg. — **Die Geschichte des Neutralitätsgedankens.** Von Prof. Dr. Leo Strisower, Wien. — **Die Verfassungsschranken der Diktaturgewalt des Artikels 48 der Reichsverfassung.** Von Ministerialrat Dr. Kurt Häntzschel, Berlin. — **Die Reform der österreichischen Bundesverfassung.** Von Privatdozent Dr. Ludwig Adamovich, Wien. — **Der Rechtsschutz der Minderheiten vor dem Völkerbunde.** Von Dr. Erwin Loewenfeld, Berlin. — Aus der Staatenpraxis: **Preußen im Reichsrat.** Von Ministerialrat Prof. Dr. Leo Wittmayer. — Literatur.